精编妇产科疾病诊治要点与技巧

宋艳　等 主编

吉林科学技术出版社

图书在版编目（C I P）数据

精编妇产科疾病诊治要点与技巧 / 宋艳等主编. --
长春 ：吉林科学技术出版社，2023.7
ISBN 978-7-5744-0300-0

Ⅰ.①精… Ⅱ.①宋… Ⅲ.①妇产科病－诊疗 Ⅳ.
①R71

中国国家版本馆 CIP 数据核字(2023) 第 063547 号

精编妇产科疾病诊治要点与技巧

主　　编　宋　艳等
出 版 人　宛　霞
责任编辑　张　凌
封面设计　史晟睿
制　　版　张灏一
幅面尺寸　185mm×260mm
开　　本　16
字　　数　300 千字
印　　张　9.75
印　　数　1-1500 册
版　　次　2023年7月第1版
印　　次　2023年10月第1次印刷

出　　版　吉林科学技术出版社
发　　行　吉林科学技术出版社
地　　址　长春市福祉大路5788号
邮　　编　130118
发行部电话/传真　0431-81629529 81629530 81629531
81629532 81629533 81629534
储运部电话　0431-86059116
编辑部电话　0431-81629518
印　　刷　廊坊市印艺阁数字科技有限公司

书　　号　ISBN 978-7-5744-0300-0
定　　价　85.00元

前 言

妇产科学是一门古老而又焕发着无限生机活力的学科。不仅关系着广大妇女的健康，更与人类的繁衍、社会的兴衰有着密切的关系。20 世纪以来，随着科学技术的进步，妇产科学也得到了迅猛的发展，作为医学的一个重要的分支，妇产科学已不完全局限于妇产科这一单一领域，涉及多学科、多专业。因此，妇产科医生既要懂妇产科疾病的治疗，也要通晓内科、儿科疾病的治疗，并能进行外科手术操作，所以妇产科医生在某种程度上还应是一个全科医生。

为了反映现代先进的妇产科临床诊疗技术和方法，指导临床医生的实际工作，满足临床工作中对妇产科医生的要求，在参阅了目前最权威的文献资料基础上，特编写了本书。

本书资料翔实，内容丰富，重点突出，集科学性、先进性、实用性于一身。分别详细叙述了女性生殖系统的解剖、妇产科常见疾病的诊断和治疗情况，是对广大临床工作者有实用价值的参考用书。

当今社会医疗科技迅速发展，又加上我们的学识有限，书中难免存在失误和不足之处，望广大读者及同仁予以批评指正。

编者

2022 年 8 月

目录

第一章　妇科常见症状

第一节　异 常 白 带

白带是由阴道黏膜渗出液，宫颈管、子宫内膜及输卵管黏膜腺体分泌物混合而成，正常白带呈白色稀糊状或蛋清样，高度黏稠，无腥臭味，量少。白带量的多少与雌激素相关：月经前后2～3d量少，排卵期增多，青春期前、绝经后少，妊娠期量多。生殖道炎症或有肿瘤时，白带量明显增多且特点有改变。

一、原因

主要见于两类疾病：生殖器炎症和生殖器肿瘤。

(一)生殖器炎症

阴道炎(较常见的有滴虫阴道炎、假丝酵母菌阴道炎、细菌性阴道病、萎缩性阴道炎)、宫颈炎、盆腔炎等。

(二)生殖器肿瘤

子宫黏膜下肌瘤、阴道癌、宫颈癌、子宫内膜癌、输卵管癌等。

(三)其他

阴道腺病、卵巢功能失调、阴道内异物、放置宫内节育器等。

二、鉴别要点

(1)灰黄色或黄白色泡沫状稀薄白带：为滴虫阴道炎的特征，多伴外阴瘙痒。

(2)凝乳或豆渣样白带：为假丝酵母菌阴道炎的特征，多伴外阴奇痒或灼痛。

(3)灰白色匀质白带：常见于细菌性阴道病，有鱼腥味，可伴外阴瘙痒。

(4)透明黏性白带：外观正常，量明显增多，应考虑卵巢功能失调、阴道腺病或宫颈高分化腺癌。

(5)脓性白带：为细菌感染所致，色黄或黄绿，黏稠，有臭味，可见于阴道炎、急性宫颈炎及宫颈管炎，宫腔积脓、阴道内异物、阴道癌或宫颈癌并发感染。

(6)血性白带：是指白带中混有血液，血量多少不定，可考虑宫颈癌、子宫内膜癌、宫颈息肉、子宫黏膜下肌瘤、放置宫内节育器。

(7)水样白带：是指持续流出淘米水样白带，伴奇臭者，一般为晚期宫颈癌。间断性排出清澈黄红色水样白带，应考虑为输卵管癌。

第二节　急性下腹疼痛

一、病因

急性下腹疼痛是妇科急诊常见主诉，其原因有如下几种。

(一)与妊娠有关的疾病

1.异位妊娠

停经后一侧下腹隐痛后突然剧烈疼痛，或突然于停经后发生剧烈腹痛，为撕裂性锐痛，有下坠感、便意、休克症状。阴道有不规则出血，妇科检查宫颈举痛，子宫大小与孕周不符，一侧附件有触痛性肿块，血红蛋白下降等。血尿 hCG(人绒毛膜促进腺激素)阳性。

2.难免流产

停经月份与子宫大小相符，阵发性腹痛，阴道出血，或有组织物流出，hCG 阳性或阴性。

(二)与炎症有关的疾病

主要有急性盆腔炎、附件积脓、盆腔脓肿、子宫积脓、急性出血性输卵管炎等，患者均有炎症史并有发热、下腹压痛、反跳痛、肌紧张的表现，妇科检查可触及附件包块或子宫增大、压痛或附件增厚压痛等，血常规各项指标升高，血沉加快或似宫外孕内出血症状等。

(三)与肿瘤有关的疾病

1.卵巢囊肿扭转

有肿瘤史，发生于体位突然改变后，有腹膜刺激症状，恶心、呕吐等，腹部压痛、妇科检查患侧触痛等。

2.卵巢肿瘤破裂

有肿瘤史，有外伤，在妇科检查、性交等诱因下突然腹痛，常伴有胃肠道症状，腹部或盆腔检查肿块轮廓改变或消失，有腹膜刺激症状，或出现移动性浊音。

3.子宫肌瘤红色变性

有肌瘤史，好发于妊娠期、产褥期，下腹疼痛，有时伴发热，子宫增大压痛。

4.滋养细胞肿瘤穿孔

葡萄胎或产后不规则阴道出血，子宫增大，hCG 增高，突然腹痛，内出血症状等。

(四)其他原因

1.子宫穿孔

刮宫、放置宫内节育器等时突然出现腹痛，腹膜刺激症状或内出血症状，使用探针等探查时大于原测量长度，伴有出血等。

2.痛经

青年妇女原发性痛经，周期性、月经期出血，疼痛数小时或数日后缓解，疼痛时可有恶心、呕吐等现象，妇科及腹部检查无特殊指征。

3.其他

需与急性阑尾炎、肾结石、胆囊炎、急性胰腺炎、急性肠梗阻、脏器穿孔等内外科疾病相鉴别。

二、诊断要点

(一)病史

1.现病史

疼痛开始时间，与经期关系，疼痛部位，疼痛性质，疼痛有无放射性等，有无发热、寒战、昏迷、阴道异常出血、排液等，有无进行治疗，有关药物的名称、剂量、效果等。

2. 月经史

初潮年龄、经期周期、痛经程度、末次月经时间。

3. 孕产史

孕次、产次、异常孕产史、节育方法、节育时间。

4. 既往史

炎症、肿瘤、手术史。

(二)体格检查

1. 一般检查

观察患者的生命体征，了解其一般情况。

2. 腹部检查

有无手术瘢痕、妊娠纹、腹部膨隆、压痛、反跳痛、肌紧张，肿块大小、质地、形状、部位、压痛、活动度等，有无移动性浊音。

3. 妇科检查

宫颈有无着色，宫颈有无举痛；子宫大小、形状、质地、位置、压痛、活动度；附件肿块有无增厚、压痛等。

(三)实验室检查

(1)血常规、血小板计数、血沉。

(2)妊娠试验。

(3)抽出液涂片、培养。

(四)特殊检查

(1)后穹隆穿刺。

(2)B 超检查，区别宫内孕、宫外孕，区分肿块性质。

(3)腹腔镜检查，直视肿块性质，区分输卵管妊娠、输卵管炎、阑尾炎等。

三、鉴别诊断

常见急腹症鉴别见表 1-1。

表 1-1 出血性输卵管炎与输卵管妊娠鉴别

鉴别项目	出血性输卵管炎	输卵管妊娠
病史	有流产史，末次月经后无性生活史	有性生活史
附件炎史	无	有
休克情况	炎性病变为主，很少发生休克	常发生休克
发热情况	发病一开始就发热	发病 2～3d 后发热
妊娠试验	阴性	阳性

第三节 慢性下腹疼痛

一、分类

慢性下腹疼痛分类如下。

(一)痛经

原发性或继发性痛经，可由宫颈峡部狭窄，子宫收缩，子宫内膜分泌前列腺素或子宫肌瘤，盆腔子宫内膜异位症，子宫腺肌瘤等器质性病变引起，也可因精神因素引起痛经。

(二)月经中期痛

又称排卵痛，常于排卵前后感到一侧髂窝剧痛，持续20～30min后逐渐消失，少数患者排卵时有腹内出血，出现腹胀气，肩痛和眩晕。

(三)子宫内膜异位症

可有脏器痛、腹壁痛、内脏牵连痛和卵巢巧克力囊肿或破裂等。

(四)慢性盆腔炎

慢性宫颈炎感染引起慢性子宫旁组织炎症，慢性附件炎，结核性输卵管炎。

(五)卵巢痛

滤泡囊肿、黄体囊肿、黄素囊肿引起卵巢胀大、破裂、扭转、出血等，卵巢巧克力囊肿、硬化性囊性卵巢炎，卵巢残余综合征，保留卵巢组织综合征，慢性卵巢炎及卵巢旁组织炎，以及少数接受抗凝治疗患者，卵巢胀大出血和发生疼痛。

(六)性交痛

指性交时或性交后疼痛，是妇科常见症状之一，也是慢性盆腔痛患者的症状之一。可分为原发性和继发性两种，也可分为浅表性性交痛(指阴唇及阴道口)、阴道性性交痛(阴道壁平面的疼痛)及深部性交痛(指盆腔浅部组织发生疼痛)。深部性交痛常由盆腔结缔组织炎、子宫周围炎，盆腔子宫内膜异位症，后倾后屈子宫，子宫切除后阴道瘢痕或精神因素等引起。

(七)生殖器官脱垂及子宫后倾

与肠道、泌尿系和妇科肿瘤等引起的盆腔疼痛有关。

二、诊断要点

基本同急性下腹疼痛。

第四节 阴 道 出 血

女性生殖道任何部位，如外阴、阴道、宫颈、宫腔甚至输卵管，均可发生出血。除正常月经外，均称“阴道流血”。可表现为点滴状、淋漓不尽、白带带血、大出血。

一、病因和发病机制

(一)生殖道炎症、损伤、异物

如外阴炎、外阴溃疡、阴道炎、宫颈炎、宫颈息肉、子宫内膜炎、出血性输卵管炎等，由外力损伤、性交所致的外阴、阴道、宫颈创伤，如外阴、处女膜、阴道裂伤，外阴、阴道血肿；生殖道异物，如阴道异物、放置宫内节育器等。

(二)与妊娠有关的阴道出血

(1)妊娠早期流产、异位妊娠，妊娠滋养细胞疾病如葡萄胎、胎盘部位滋养细胞肿瘤，也可在妊娠早期和中期出现阴道流血。

(2)妊娠中晚期流产、早产、胎盘早剥、前置胎盘。

(3)分娩期胎盘早剥、前置胎盘、生殖道损伤、子宫收缩乏力、胎盘组织残留。

(4)产褥期胎盘组织残留、胎盘息肉、感染、子宫复旧不良，子宫血管畸形。

(三)卵巢内分泌功能失调

卵巢排卵功能或黄体功能紊乱引起的出血：功能失调性子宫出血、月经间期出血。

(四)使用外源性性激素

外源性性激素使用不当，可引起突破性出血、撤退性出血。

(五)生殖道肿瘤

子宫肌瘤、外阴癌、阴道癌、宫颈癌、子宫内膜癌、子宫肉瘤、绒毛膜癌。

(六)与全身性疾病有关的阴道流血

影响全身凝血功能的疾病和药物，均可导致阴道出血。疾病有白血病、再生障碍性贫血、血小板减少性紫癜。抗凝血药物有华法林、肝素等。

二、临床表现

(一)症状

阴道流血的形式有如下几种情况。

(1)经量增多(大于 80mL)或经期延长，但周期基本正常。

(2)周期不规则的阴道流血。

(3)无任何周期可辨的长期持续阴道流血。

(4)停经后阴道流血。

(5)绝经多年后阴道流血。

(6)经期前或经期后点滴出血。

(7)经期出血。

(8)性交后出血。

(9)外伤后阴道流血。

(10)阴道流血伴白带增多。

(11)间歇性阴道排出血水。

(12)阴道出血伴有鼻出血、牙龈出血、皮下瘀斑。

(13)反复阴道大出血。

(二)体征

1. 全身情况

有无贫血面容，有无皮下出血、瘀斑、瘀点。

2. 生命体征

检测血压、脉搏、呼吸、四肢末梢血液循环，判断失血程度。

3. 腹部体征

有无压痛、反跳痛、包块、移动性浊音等。

4. 妇检

了解出血部位，发现相关阳性体征。

三、诊断

根据不同年龄段的阴道出血情况、性生活史、生育史可以确定阴道出血是否与妊娠有关，了解孕周以判断可能的出血原因；有无骑跨伤；有无服用药物：是否使用过性激素、避孕药、抗凝剂。是否有腹痛、肛门坠胀、白带异常、尿频、尿痛、其他部位出血、贫血、乏力、头昏等。是否有全身疾病史，有无全身出血倾向、血液系统疾病、肝脏疾病史。

实验室检查：根据病情选择相关检查，血、尿、粪便常规检查；尿妊娠试验，血β-hCG水平；凝血功能检查；宫颈细胞学；阴道后穹隆穿刺或腹腔穿刺；外阴、阴道、宫颈或子宫内膜活检；超声检查；胸部X线片；阴道镜检查；宫腔镜检查；子宫血管造影等。

四、鉴别诊断

(一)不同年龄段阴道出血的特点有助于诊断

1. 新生女婴

出生后数日有少量阴道流血，多为脱离母体后雌激素骤然下降引起的子宫内膜剥离出血。

2. 婴幼儿

出血多为外阴阴道炎症、损伤或异物所致，同时要注意排除外源性激素、幼女性早熟和生殖道肿瘤的可能。

3. 青春期

少女阴道出血以无排卵性功能失调性子宫出血最为常见。

4. 育龄期

妇女阴道出血首先应考虑与妊娠有关的疾病，或卵巢功能失调有关的阴道流血，以排卵性月经失调多见，子宫内膜异位症、子宫腺肌病也可出现阴道流血。

5. 绝经过渡期

以无排卵性功能失调性子宫出血最多见，要注意排除生殖道恶性肿瘤的可能，如宫颈癌、子宫内膜癌。

6. 绝经期

阴道流血多见于阴道炎、子宫内膜恶性肿瘤、宫颈癌。

(二)阴道流血的特点有助于诊断

1. 经量增多

为子宫肌瘤的典型症状，其他如子宫腺肌瘤、排卵性月经失调、放置宫内节育器，均可有经量增多。

2. 周期不规则的阴道流血

多为无排卵性功能失调性子宫出血，应注意排除早期子宫内膜癌、子宫内膜间质肉瘤和宫颈癌的可能。

3. 无任何周期可辨的长期持续阴道流血

多为子宫黏膜下肌瘤、宫颈息肉、生殖道恶性肿瘤引起。

4. 停经后阴道流血

发生于育龄妇女应先考虑与妊娠有关的疾病，如流产、异位妊娠、葡萄胎、滋养细胞肿瘤、胎盘早剥、前置胎盘等。发生于围绝经期妇女者多为无排卵性功能失调性子宫出血，但应排除生殖道恶性肿瘤的可能。

5. 绝经多年后阴道流血

若流血量极少，历时 2～3d 即净，多为绝经后子宫内膜脱落引起的出血或老年性阴道炎，若流血量较多，流血持续不净或反复阴道流血，应考虑子宫内膜癌的可能。

6. 经期前或经期后点滴出血

月经来潮前数日或来潮后数日持续少量阴道流血，或极少量阴道褐红色分泌物，可见于排卵性月经失调或放置宫内节育器的不良反应，子宫内膜炎、子宫内膜异位症亦可出现类似情况。

7. 经间出血

若发生在下次月经来潮前 14～15d，历时 3～4d，且血量极少时，多为排卵期出血。

8. 性交后出血

性交后出血可能由损伤、炎症所致，尤其是绝经妇女，常伴随外阴、阴道疼痛。也可能系宫颈炎、宫颈息肉、子宫黏膜下肌瘤或宫颈癌所致。

9. 外伤后阴道流血

因撞击、骑跨损伤造成的生殖道损伤出血，流血量可多可少，常伴发外阴、阴道的血肿。

10. 阴道流血伴白带增多

一般应考虑晚期宫颈癌，子宫内膜癌或子宫黏膜下肌瘤伴感染。

11. 间歇性阴道排出血水

应警惕有输卵管癌的可能。

12. 阴道出血伴有鼻出血、牙龈出血、皮下瘀斑

多系凝血功能障碍所致。

13. 反复阴道大出血

若排除损伤、肿瘤或与妊娠有关的出血，要注意子宫血管畸形。

第五节　外 阴 瘙 痒

外阴瘙痒是多种不同病变引起的一种症状，严重时影响生活、工作和休息。

一、病因

(一)局部原因

1. 阴道分泌物刺激

患有慢性宫颈炎及各种阴道炎时，其分泌物增多刺激外阴部皮肤而常引起外阴瘙痒，滴虫性阴道炎和假丝酵母菌性阴道炎是引起外阴瘙痒的最常见原因。

2. 外阴营养不良

外阴发育营养不良者，其外阴瘙痒难忍。

3. 不良卫生习惯

不注意外阴清洁，经血、大小便等长期刺激，月经垫不洁及穿不透气的化纤内裤等，均能诱发外阴瘙痒。

4. 化学物品、药品刺激及过敏

肥皂、避孕套、某些药物等的直接刺激或过敏，均能引起外阴瘙痒。

5. 其他

阴虱、疥疮、疱疹、尖锐湿疣、外阴湿疹、蛲虫感染等亦能引起外阴瘙痒。

(二)全身原因

糖尿病及黄疸患者尿液对外阴皮肤的刺激，维生素缺乏，尤其是维生素 A、维生素 B 的缺乏，妊娠期肝内胆汁淤积症，妊娠期或经前期外阴部充血等均可引起外阴不同程度的瘙痒。另有部分患者虽外阴瘙痒十分严重，但原因不明，可能与精神或心理方面因素有关。

二、临床表现及诊断

主要症状是外阴瘙痒，瘙痒多位于阴蒂、大小阴唇、会阴、肛周。一般在夜间或食用刺激性食物或经期加重。瘙痒程度因个体及病因不同而有差异。局部检查可见局部潮红或有抓痕，或皮肤粗糙及色素减退等。有时伴有继发感染。诊断时应详细询问病史，进行局部检查及必要的化验，尽可能查出病因。

三、治疗

(一)一般治疗

保持外阴皮肤清洁、干燥，切忌搔抓。不用热水烫洗，忌用肥皂，有感染时可用高锰酸钾液坐浴。内裤应宽松透气。

(二)病因治疗

积极治疗引起外阴瘙痒的疾病，如各种阴道炎、糖尿病等。若有阴虱应剔净阴毛，内裤和被褥要煮洗、消毒，局部应用氧化氨基汞软膏，配偶也应同时治疗。

(三)对症治疗

1. 外用药

急性炎症期可用 3%硼酸液湿敷，洗后局部涂擦 40%氧化锌软膏、炉甘石洗剂等。慢性瘙痒可使用皮质激素或 2%苯海拉明软膏涂擦，有止痒作用。

2. 内服药

症状严重者，服用镇静、脱敏药物，如氯苯那敏、苯海拉明等。

3. 乙醇注射法

对外阴皮肤正常、瘙痒严重、其他疗法无效的难治性患者，可采用纯乙醇皮下注射。

4. 中药熏洗

(1)蛇床子散：蛇床子、花椒、明矾、百部、苦参各 9～15g，煎水先熏后坐浴，每日 2 次，连用 10d。

(2)茵苦洗剂：茵陈、苦参各 9g，煎水熏洗。

（3）皮炎洗剂：透骨草 9g，蒲公英、马齿苋、紫花地丁、黄芩、防风、独活、羌活各 5g，艾叶 6g，甘草 3g，煎水熏洗。

第六节　下腹部肿块

下腹部肿块是妇产科常见症状之一。根据发病器官和部位的不同，下腹部肿块可来自肠道、泌尿道、腹壁、腹腔或生殖道等，但以源自生殖道者最多见。肿块可能是患者本人或家属无意发现，或因其他症状（如下腹痛、阴道流血等）做妇科检查时被发现，或体检行 B 超检查盆腔时发现。根据包块的质地，可分囊性、实性及囊实混合性。

一、病因和发病机制

（一）生理性包块

（1）妊娠子宫。

（2）卵巢的非赘生性包块，如滤泡囊肿等。

（3）充盈的膀胱、结肠和直肠内粪团、肠蠕动形成的肠形突起等。

（二）病理性包块

1. 盆腹腔炎症

盆腹腔粘连包裹积液、输卵管积液、宫腔积液、盆腔脓肿、阑尾周围脓肿。

2. 肿瘤

子宫肿瘤、卵巢肿瘤、输卵管肿瘤、消化系统肿瘤、泌尿系统肿瘤、大网膜肠系膜肿瘤、腹膜外来源的肿瘤等。

3. 其他

卵巢子宫内膜异位囊肿及子宫腺肌病。

二、临床症状

（1）腹部及盆腔包块检查：大小、质地、部位、活动度、有无压痛及与盆腹腔脏器的比邻关系。

（2）腹部其他体征：如腹胀、压痛及反跳痛、移动性浊音等。

三、诊断与鉴别诊断

根据不同肿瘤在不同年龄的发病率有差异；有无停经、月经紊乱；发现包块的时间、包块生长速度；有无伴随症状，如发热、腹痛、恶心、厌食、呕吐、阴道流血、咯血等及其与包块的联系；有无腹部手术史、既往病史等，予以诊断。

实验室检查：如血常规、血沉、妊娠试验、B 超、肿瘤标志物测定、胸部 X 线、泌尿系造影、肠道钡剂造影、腹腔镜检查，必要时取活体组织检查、腹腔穿刺抽液检查，及细胞学常规、胃镜、肠镜检查、CT、MRI 检查等，综合诊断。

鉴别诊断：应首先排除充盈的膀胱或肠道内的大便影响。

第二章　生殖器发育异常

第一节　处女膜闭锁

处女膜孔的形状、大小和膜的厚薄，因人而异。一般处女膜孔位于中央，呈半月形，偶有出现中隔，将处女膜孔分割为左右两半，称中隔处女膜或双孔处女膜。也有膜呈筛状，覆盖于阴道口，称筛状处女膜。如处女膜褶发育过度，呈无孔处女膜，即为处女膜闭锁，是女性生殖器官发育异常中较常见的。

一、发病机制

胎期尿生殖窦腔化时，其最外一层组织未被吸收，处女膜褶发育旺盛，使阴道口与前庭不能贯通。如果子宫及阴道发育正常，初潮时月经血积存于阴道内，因处女膜无孔，经血不能流出，造成经血潴留，日久多次经血潴留形成阴道积血。血越积越多，扩展到子宫腔内，形成阴道子宫积血。继续积存则流入输卵管，并通过伞端流入腹腔。由于血液刺激，输卵管发生水肿及炎性反应，引起粘连，使输卵管伞端闭锁，形成子宫输卵管积血，发生剧烈腹痛。

二、诊断要点

(一)临床表现

1. 症状

青春期无月经来潮，有逐渐加重的周期性下腹痛。

2. 体征

多次腹痛后，下腹正中可扪及逐渐增大包块，并压迫尿道及直肠，出现排尿及排便困难。

(二)妇科检查

处女膜向外膨隆，表面呈紫蓝色。直肠指检可触及从阴道向直肠凸出的积血块，如伴有子宫及输卵管积血时，可扪及胀大的子宫及双侧附件肿块。

(三)处女膜膨隆处穿刺

抽出不凝的深褐色或黑红色血液即可确诊。

(四)B超检查

阴道、子宫及附件有积血影像。

三、规范化治疗

(1)确诊后尽快手术，将闭锁处女膜行“X”形切开，放出积血，要保持引流通畅。

(2)检查宫颈，如果宫颈口闭合，则应扩张，放出宫腔和输卵管积血，以油纱布塞于宫颈口以防粘连。

(3)给予抗感染治疗，避免阴道冲洗及其他阴道内操作，特别不要用探针探宫腔，以免上行感染。

(4)子宫积血如充分排出，子宫逐渐缩小，恢复原形，输卵管内积血多能自然排出，包块也可消失。治疗后每隔数日进行一次B超检查，追踪观察子宫恢复情况。

(5)手术切开后经过一段时间，盆腔内包块仍不缩小及消失，甚至发热有化脓现象时，则需剖腹探查，切除化脓病灶，尽量保留生育功能。

四、预后评估

如无并发子宫内膜异位症或盆腔炎，术后患者可无任何临床症状。

第二节 阴道发育异常

阴道发育异常可分为以下几类：先天性无阴道，阴道闭锁，阴道横隔，阴道纵隔。

一、先天性无阴道

先天性无阴道：无阴道口或仅在阴道外口处见一浅凹陷。

(一)病因和发病机制

双侧副中肾管发育不全，或双侧副中肾管尾端发育不良，多合并无子宫，或者仅有痕迹子宫。

(二)临床症状

(1)原发性闭经。

(2)婚后性交困难。

(3)内膜正常者，青春期后可周期性腹痛。

(三)诊断与鉴别诊断

1. 诊断

根据患者的临床症状及体征可作出初步诊断。外阴和第二性征发育良好。无阴道口或仅在阴道口处见一浅凹陷。盆腔内未扪及子宫或仅触及因积血增大的子宫。

2. 实验室检查

(1)B超示盆腔内正常卵巢，未见正常子宫。

(2)染色体核型46，XX。

(3)性激素正常。

3. 鉴别诊断

主要与完全型雄激素不敏感综合征相鉴别。后者染色体核型46，XY，血睾酮升高，阴毛腋毛极少。

(四)治疗原则

(1)希望结婚的先天性无阴道患者，可行人工阴道成形术。可在性生活要求前或婚后半年进行。其手术方式有乙状结肠人工阴道成形术，包括传统手术方式和腹腔镜辅助以及皮片移植术。

(2)有浅短的阴道者，行机械性扩张，如模具顶压法。

二、阴道闭锁

阴道闭锁无阴道口，闭锁位于阴道下段，长2～3cm，其上多为正常阴道。

(一)病因和发病机制

尿生殖窦未参与形成阴道下段。

(二)临床症状

(1)原发性闭经。

(2)婚后性交困难。

(3)青春期后出现周期性腹痛，且逐渐加重。

(三)诊断与鉴别诊断

1. 诊断

根据患者的临床症状及如下的体征可进行诊断。

(1)第二性征发育良好。

(2)外阴为女性型，无阴道开口，闭锁处黏膜表面色泽正常，亦不向外膨隆。

(3)肛诊在离阴道口较高位置可扪及阴道内积血包块向直肠突出。

2. 实验室检查

B 超示阴道上段可见宫腔积血。

3. 鉴别诊断

要与处女膜闭锁、先天性无阴道相鉴别。

(四)治疗原则

尽早手术，切开闭锁阴道，术后定期扩张。

三、阴道横隔

阴道横隔位于阴道任何部位，但以上中段交界处为多见，其厚度约为 1cm。

(一)病因和发病机制

两侧副中肾管会合后的尾端与尿生殖窦相接处未贯通或部分贯通。

(二)临床症状

(1)大多数患者无月经影响，亦无症状。

(2)部分患者表现为原发性不孕。

(3)婚后出现性生活不满意。

(4)分娩时，出现产程受阻。

(三)诊断与鉴别诊断

据患者临床症状和妇检时发现阴道内有异常横膈，可确诊。

(四)治疗原则

若无症状患者可不处理。如受孕及性生活有影响，则应将横膈切开并切除其多余部分，最后缝合切缘糙面以防粘连形成，术后短期放置模型，防止挛缩。

四、阴道纵隔

阴道纵隔有完全纵隔和不完全纵隔两类。完全纵隔形成双阴道，常合并双宫颈、双子宫。

(一)病因和发病机制

两侧副中肾管会合后，其中隔未消失或未完全消失所致。

(二)临床症状

(1)大多数无症状。

(2)婚后出现性交困难。

(3)分娩时出现产程受阻。

(4)不孕或闭经，周期性腹痛。

(三)诊断与鉴别诊断

据患者临床症状和妇检时，可见双阴道合并双宫颈、双子宫或纵隔偏向一侧时形成斜隔，导致该侧阴道完全闭锁，出现因经血潴留形成的阴道侧方包块，基本明确诊断。

(四)治疗原则

可将纵隔切开并切除多余的部分。术后防粘连。

第三节　子宫发育异常

子宫发育异常在临床上较常见。常见的类型有双子宫、纵隔子宫、双角子宫、单角子宫、残角子宫。

一、双子宫

双子宫，各自发育形成两个子宫和两个宫颈，阴道也完全分开，左右侧子宫各有单一的输卵管和卵巢。

(一)病因和发病机制

两侧副中肾管完全未融合。

(二)临床症状

(1)大多数无症状，偶于妇检时发现。

(2)人流时导致漏刮，分娩时发生胎位异常，胎先露下降受阻，子宫收缩乏力，剖宫产率增加。

(3)若阴道有纵隔，则性交困难或发生性交痛。

(三)诊断与鉴别诊断

1. 诊断

据患者临床症状和妇检时，可见双阴道开口，子宫呈分叉状，盆腔内可见双子宫或子宫形态不规则，可做出初步诊断。

2. 实验室检查

盆腔 B 超可发现有两个子宫。宫腔探查术或子宫输卵管碘油造影，有助于诊断。

3. 鉴别诊断

应与卵巢肿瘤相鉴别。

(四)处理原则

无症状者可不处理。有性交困难或性交痛，可切除阴道纵隔。

二、纵隔子宫

纵隔子宫：在宫腔内形成纵隔。分为完全纵隔和不完全纵隔。

(一)病因和发病机制

两侧副中肾管融合不全。

(二)临床症状

(1)易发生流产、早产、胎位异常。

(2)胎盘粘连纵隔，可发生产后胎盘滞留。

(三)诊断与鉴别诊断

1. 诊断

据其临床表现，妇检时子宫大小正常，可做出初步诊断。

2. 实验室检查

B超示子宫内膜呈倒“八”字形，输卵管碘油造影或宫腔镜示双宫腔，可以明确诊断。

3. 鉴别诊断

要与阴道纵隔相鉴别。

(四)治疗原则

通过宫腔镜，切除纵隔或经腹手术切除。

三、双角子宫

双角子宫：宫底部融合不全而呈双角形。

(一)病因和发病机制

副中肾管衍生物融合障碍所致的异常。

(二)临床症状

(1)一般无症状。

(2)妊娠时易发生胎位异常，以臀先露居多。

(3)月经量较多，伴有不同程度的痛经。

(三)诊断与鉴别诊断

1. 诊断

据其临床症状，妇检时可扪及宫底部有凹陷，可做出初步诊断。

2. 实验室检查

B超及子宫输卵管碘油造影示子宫双角形，可明确诊断。

3. 鉴别诊断

要与双子宫相鉴别。

(四)治疗原则

双角子宫可不予处理。若出现反复流产，则应行子宫整形术。

四、单角子宫

单角子宫仅一侧卵巢功能正常，未发育侧卵巢、输卵管，相应侧肾往往同时缺失。

(一)病因和发病机制

仅一侧副中肾管正常发育。

(二)临床症状

易于妊娠后出现流产、早产。

(三)诊断与鉴别诊断

1. 诊断

据其临床症状，妇检时扪及子宫形态不规则，可做出初步诊断。

2. 实验室检查

B超示子宫呈单角型，对侧附件缺失，子宫输卵管碘造影提示子宫呈单角。

3. 鉴别诊断

要与残角子宫相鉴别。

(四)治疗原则

无特殊处理。

五、残角子宫

残角子宫：多数与对侧正常宫腔不相通。

(一)病因和发病机制

一侧副中肾管正常发育良好，形成单角子宫；对侧副中肾管发育缺陷，形成残角子宫。

(二)临床症状

(1)残角子宫无内膜，多无症状。

(2)有内膜者可引起周期性腹痛，严重者引起子宫腺肌病。

(三)诊断与鉴别诊断

1. 诊断

据其临床症状，妇检时子宫一侧可扪及一质硬包块，可做出初步诊断。

2. 实验室检查

B超见一侧宫旁有一实质性包块，腹腔镜见一与子宫相粘连的包块，质地与子宫相同。

3. 鉴别诊断

要与卵巢肿瘤相鉴别。

(四)治疗原则

非孕期残角子宫确诊后应立即切除。早、中期妊娠，应及时切除妊娠的残角子宫。晚期妊娠，行剖宫产。切除子宫时，应同时切除输卵管。

第四节　卵巢发育异常

卵巢发育异常包括单侧卵巢缺失、双侧卵巢缺失、多余卵巢与副卵巢、卵巢异位、卵巢未发育与卵巢发育不全等。

一、发病机制

卵巢发育异常是原始生殖细胞迁移受阻或性腺移位异常所致。

(一)卵巢缺失

单侧卵巢缺失仅有一侧卵巢，另一侧缺失常与单角子宫并见。两侧卵巢缺失则两侧卵巢均无的情况极少见。

(二)多余卵巢(第三卵巢)与副卵巢

除双侧卵巢外发现第三个卵巢的情况极罕见，一般远离正常卵巢，可位于腹膜后，与附近骨盆漏斗韧带、子宫卵巢韧带或阔韧带均不相连。可能在胚胎期中肾嵴某区发生异常，第三卵巢即来自这一与正常分隔的原基。常伴发囊性畸胎瘤或黏液性囊腺瘤。副卵巢，即在正常卵巢附近出现多余的卵巢组织。

(三)卵巢异位

卵巢发育中停留在胚胎期位置而未下降至盆腔，位置高于正常卵巢部位，如位于肾脏下极附近，或位于后腹膜组织间隙内，常伴卵巢发育不良。或下降过度，可位于腹股沟疝囊内。

(四)卵巢未发育或卵巢发育不全

单侧或双侧卵巢未发育的情况罕见。原发性卵巢发育不全多发生于性染色体畸变女性，以45，XO特纳综合征(Turner综合征)最常见，均双侧性，卵巢细长而薄，淡白色、质硬，甚至仅条索状痕迹。也可有单侧卵巢发育不全。常见的几种卵巢发育不全综合征：①Turner综合征，核型45，XO，卵巢组织被条束状纤维取代，无正常卵巢组织，不能产生卵子与性激素，导致第二性征不发育、子宫发育不全、原发性闭经。②XY单纯性腺发育不全，核型46，XY，属性逆转综合征，完全型为双侧条索状性腺，有副中肾管衍生结构，而无中肾管衍生结构，有幼稚子宫、发育欠佳的输卵管及阴道。不完全型为一侧条索状性腺，对侧为发育不全的睾丸，外生殖器为两性畸形。③超雌综合征与X三体综合征，超雌综合征称超X综合征，一个细胞含有3条或3条以上X染色体(3条X称X三体综合征)。核型多数为47，XXX，也有少数48，XXXX、49，XXXXX，有些人与正常细胞组型或45，XO嵌合。④XX单纯性腺发育不全，亦称真性卵巢发育不全，染色体核型46，XX，完全型为双侧条索状性腺，不完全型为一侧条索状性腺，对侧卵巢发育不全，或双侧卵巢均发育不全。

不孕机制：卵巢是决定女性性特征、维持女性性功能与生殖功能的器官，能产生与排出卵子，分泌生殖激素，是女性最重要的生殖器官，其功能正常与否决定女性有无生殖功能。因此，卵巢发育异常者能否生育，与其能否产生与排出正常卵子，能否分泌正常生殖激素相关。只要一侧卵巢功能正常，即可有生殖功能。单侧卵巢缺失、异位、未发育或发育不全，只要对侧卵巢功能正常即可有生育功能。双侧卵巢缺失、未发育或发育不全则不能生育。卵巢异位常伴卵巢发育不良，如为双侧则影响其生育功能。多余卵巢、副卵巢因其主卵巢功能而定，如主卵巢功能正常则不影响其生殖功能。

二、诊断

临床表现与其卵巢功能是否存在有关，如功能正常则临床可无症状。卵巢发育异常情况不同，其临床表现有异。

(一)卵巢缺失

单侧卵巢缺失只要对侧卵巢功能正常则无症状，一般多发现于其他疾病手术时。双侧卵巢缺失表现出卵巢功能缺失的临床症状。

(二)多余卵巢、副卵巢

其正常卵巢功能正常而无临床症状，一般多发现于其他疾病手术时。

(三)卵巢异位

常伴卵巢发育不良，单侧卵巢异位一般无临床症状，双侧卵巢异位可表现出卵巢功能不足的症状。

(四)卵巢未发育或发育不全

单侧卵巢未发育或发育不全而对侧功能正常时则无临床症状；单侧卵巢发育不全，常伴同侧输卵管，甚至同侧肾脏缺失，也可能在患侧出现单角子宫。两侧卵巢未发育或发育不全者，表现出卵巢功能缺失与功能不全的临床症状，常伴其他畸形。XX 单纯性腺发育不全临床表现为正常女性体型，身材较高，指距大于身长。完全型表现为卵巢不发育，呈条索状纤维组织，内外生殖器呈女性型，发育不良，原发性闭经，青春期第二性征无发育，无畸形，促性腺激素水平高，雌激素水平低。不完全型表现为青春期第二性征发育不全，卵巢功能早衰。家族成员时有常染色体隐性遗传伴内耳重听症。诊断根据家族病史、体格检查、性激素检查和染色体核型分析等进行，不难诊断。必要时行腹腔镜检，进一步作条索状性腺活检可确诊。

三、治疗

治疗应根据卵巢发育异常及其他生殖器发育(如子宫、输卵管与阴道)具体情况采取相应的治疗方法。染色体核型异常者一般不宜妊娠。

(一)单侧卵巢缺失

只要对侧卵巢功能正常，可不予治疗。双侧卵巢缺失根据年龄采取性激素替代治疗。

(二)多余卵巢、副卵巢、卵巢异位

所有异位卵巢(包括多余卵巢、副卵巢)都有发生肿瘤的倾向，应予切除。有正常卵巢能排卵者可以生育，但卵巢异位伴有子宫发育不良者无生育能力。

(三)卵巢未发育或发育不全

单侧卵巢未发育或发育不全而对侧功能正常时不需治疗；两侧卵巢未发育或发育不全者，根据患者具体情况采取相应治疗，目的是维持女性性征。XX 单纯性腺发育不全，青春期以雌孕激素替代疗法为主，促进性腺及第二性征发育与维持。

第五节　输卵管发育异常

输卵管发育异常较少见，不容易被发现，常与生殖道发育异常并存，导致不孕或宫外孕。

一、病因

(一)输卵管缺失

(1)一侧输卵管缺失与单角子宫同时存在，因胚胎早期一侧米勒管未能形成所致。

(2)真两性畸形有睾丸或卵睾侧可能不形成输卵管。因在胚胎分化早期睾丸组织的支持细胞受 H-Y 抗原的影响，产生抗米勒管因子，使同侧米勒管不能形成或抑制其分化发育。

(3)双侧输卵管缺失，多数与先天性无子宫或仅有残余子宫畸形并存。与双侧米勒管未形成或发育受阻有关系。

(二)输卵管发育不良

输卵管细长，肌层薄弱，收缩力差，对精子、卵子或受精卵运送迟缓，容易发生不孕或异位妊娠。输卵管部分缺失或无管腔的实性输卵管。

(三)双输卵管或副输卵管

双侧或单侧双输卵管，可能都通入宫腔，也可能有一条较细小不通宫腔称为副输卵管，原因不清。在胚胎发育中副中肾管穿破形成多口输卵管。

(四)输卵管憩室

较易发生在壶腹部。容易发生输卵管妊娠。

二、诊断要点

(1)患者常表现为不孕。

(2)子宫输卵管造影术后发现单角子宫单侧输卵管或双输卵管。

(3)腹腔镜检查可发现各种畸形。剖腹探查可明确诊断。

三、鉴别要点

输卵管发育异常需与其他引起不孕的疾病进行鉴别，子宫输卵管造影可帮助鉴别。

四、规范化治疗

(1)治疗输卵管阻塞性不孕，需根据患者的具体情况，综合对症治疗。

(2)对由于输卵管异常引起不孕者，在腹腔镜下或剖腹行输卵管整形术。

第六节 两 性 畸 形

男女性别可根据性染色体、性染色质、生殖腺结构、外生殖器形态和第二性征这五个方面加以区分。两性畸形指患者具有男、女两性器官，是先天性生殖器官发育畸形的特殊类型，为胚胎期分化异常所致。临床上根据其发病原因不同，分为三类：女性假两性畸形、男性假两性畸形和生殖腺发育异常。

一、女性假两性畸形

即女性男性化。此类患者在外生殖器片面男性化外，其染色体核型为46，XX，但内生殖系统均为女性生殖器官包括卵巢、输卵管、子宫、阴道，但多发育不良。

(一)先天性肾上腺皮质增生

又称肾上腺生殖综合征，是一种常染色体隐性基因缺陷遗传病，是女性假两性畸形中最常见的类型。病因是由于胎儿肾上腺合成皮质醇的某些酶缺乏，造成肾上腺皮质不能转化为皮质醇，由于皮质醇低下，刺激垂体分泌过量的肾上腺皮质激素，同时刺激肾上腺网状带明显增生，分泌过多雄性激素，使女性胎儿外生殖器发育男性化，随女婴发育，男性特征将日益明显，进入青春期乳房不发育，内生殖发育不良，常无月经。化验患者尿中17-酮量增高。

治疗：可长期服用可的松类药物，从而减少雄激素的合成，防止外阴进一步男性化，增大的阴蒂可实行手术切除。

(二)孕妇在孕早期服用具有雄性激素作用的药物

如人工合成的孕激素、达那唑、甲睾酮在体内具有雄激素作用，可导致女性胎儿外生殖器发育男性化，出生后男性化不再加剧，至青春期可出现月经来潮，还可有正常生育。化验尿中17-酮量均在正常范围。因出生后不再有雄激素的影响，除外生殖器明显畸形须及早矫治外，一般不需要治疗。

二、男性假两性畸形

即男性女性化。患者染色体核型为46，XY，生殖腺为睾丸，睾丸分泌雄激素，但机体对雄激素不敏感。故临床上一般将其称雄激素不敏感综合征。此病系X连锁隐性遗传，常在同一家族中发生。根据外阴组织对雄激素不敏感程度的不同，又可以分为以下两种。

(一)完全型雄激素不敏感综合征

又称为睾丸女性综合征，出生时外生殖器为女性型，有睾丸存在但多为隐睾。患者呈女性体征如乳房增大、无阴毛及腋毛，但无女性内生殖器。化验检查血睾酮、FSH、尿17-酮均为男性正常值，血LH较正常男性增高，雌激素稍高于正常男性。

治疗：睾丸在青春期后易发生性腺肿瘤，应尽早切除，向女性方向治疗，术后长期给予雌激素以维持女性第二特征。

(二)不完全型雄激素不敏感综合征

较完全型少见，外阴多为两性畸形，表现为阴蒂肥大或为短小阴茎，阴唇部分融合，阴道较短或是浅凹陷。青春期可出现阴毛、腋毛等男性体征。化验检查LH、睾酮水平增高，但也有可能出现正常值。

治疗：不完全型患者除作性腺切除外，尚需根据性别的选择作外阴矫形术。

三、生殖腺发育异常

(一)真两性畸形

也称性分化异常，患者体内同时具有睾丸和卵巢两种生殖器；可能一侧为卵巢，另一侧为睾丸；也可能一侧或两侧为卵睾。染色体核型多为46，XX，其次为46，XX/46，XX嵌合型，46/XY较少见。

检查：内外生殖器可能具有男女两性特征，同时分泌雌激素及雄激素，而以其中一种占优势。可通过腹腔镜或剖腹探查取生殖腺活检以确定其性腺性别；性激素检查雌激素和雄激素接近或达到正常女性和男性水平。

治疗：根据其社会性别、个人及家属意愿，按照外阴具体异常变化，手术切除一组性腺，使其性腺单一化。术后用激素作替代治疗。根据所保留之性腺，对外阴进行手术整形。

(二)混合型性腺发育不全

染色体为含有45，X与另一含有至少一个Y的嵌合型，以45，X/46，XY多见。性腺的发育一侧为睾丸，且多为腹内隐睾，另一侧为未分化生长腺、生殖腺呈索条状痕迹或生殖腺缺失。60%呈女性体型，但身材矮小、盾形胸。

治疗：一经确诊尽早手术切除未分化的生殖腺。

(三)单纯型性腺发育不全

染色体核型为46，XY，但生殖腺未能够分化为睾丸而呈索条状，故无雄激素分泌，副中肾管亦不退化。患者为女性体型，身材较高，有发育不良的子宫、输卵管，青春期乳房及毛发发育差，无月经来潮。

治疗：一经确诊尽早手术切除未分化的生殖腺。

第三章　生殖系统炎症

第一节　外 阴 炎

各种病原体侵犯外阴均可引起外阴炎，以非特异性外阴炎多见。宫颈、阴道的炎性分泌物刺激，尿、粪瘘患者的尿液浸渍或粪便刺激，糖尿病患者的含糖尿液刺激，穿紧身化纤内裤导致局部通透性差，局部潮湿以及经期使用卫生巾的刺激，均可引起非特异性外阴炎，通常为混合性化脓性细菌感染。由真菌、衣原体、支原体、淋菌等感染所致的外阴炎为特异性外阴炎。

一、病史

根据病因重点询问相关病史。

(一)现病史

(1)外阴皮肤有瘙痒、疼痛、烧灼感，于活动、性交、排尿、排便时加重。

(2)检查见局部充血、肿胀、糜烂，常有抓痕，严重者形成溃疡或湿疹。慢性炎症可使皮肤增厚、粗糙、皲裂，甚至苔藓样变。

(二)过去史

了解有无慢性病如糖尿病史；有无相关手术史，如直肠手术、膀胱手术后反复出现阴道分泌物的增多等。

(三)个人史

了解是否注意个人卫生，是否经常换内裤，是否穿纯棉内裤；是否穿过分紧身的裤子，有无保持外阴清洁、干燥。

二、体格检查

检查见外阴局部充血、肿胀、糜烂，常有抓痕，严重者形成溃疡或湿疹。急性炎症时外阴皮肤瘙痒、黏膜充血、肿胀、糜烂，常有抓痕，有时呈一片湿疹样，严重时可见脓疱形成或浅小溃疡。慢性炎症时外阴皮肤增厚、粗糙，有时出现皲裂，甚至苔藓样变。阴道口黏膜充血，分泌物增多呈泡沫状或凝乳块状或呈脓性。

三、辅助检查

外阴炎症的致病原因或病原体仅仅局限于外阴的机会比较少，多数是来自阴道，因此在检查时除了要进行外阴分泌物的检查以外，还要重点对阴道和宫颈进行检查。

(1)对阴道分泌物检查，了解是否有滴虫、真菌等病原体的存在。

(2)对阴道和宫颈部分泌物进行检查，了解是否有衣原体、支原体、淋球菌的存在。

(3)如果外阴部溃疡长期不愈合，或是怀疑有恶变的可能时，应做活体组织病理检查。

(4)对于炎症反复发作的患者，要考虑糖尿病的可能，要检查尿糖及血糖。

(5)如果怀疑是直肠阴道瘘或膀胱阴道瘘，可以进行亚甲蓝试验：在阴道内塞入干净的纱布后向直肠或膀胱注入亚甲蓝稀释液，过数分钟后取出纱布观察是否有亚甲蓝的颜色，如果纱布上有相应颜色则证明存在直肠阴道瘘或膀胱阴道瘘。

四、诊断

(一)诊断要点

1.病史

外阴瘙痒、疼痛、烧灼感，于活动、性交、排尿、排便时加重。

2.临床表现

检查见外阴局部充血、肿胀、糜烂，常有抓痕，严重者形成溃疡或湿疹。阴道口黏膜充血，分泌物增多，呈泡沫状或凝乳块状或呈脓性。

3.辅助检查

阴道或外阴分泌物培养可以发现细菌、衣原体、支原体、淋球菌等病原体；对于反复发生的外阴阴道念珠菌病必须检查血糖和尿糖。

(二)鉴别诊断

本病应与慢性湿疹和相关皮肤疾病相鉴别：外阴皮肤的慢性湿疹往往与阴道炎的外阴充血混淆，一般阴道炎时可以发现大量的分泌物从阴道内流出，反复刺激外阴，扩阴器检查可发现阴道壁充血，大量分泌物存在于阴道内；而外阴湿疹时一般无阴道分泌物增多，外阴相对比较干燥。

五、治疗

(一)一般治疗

1.病因治疗

积极寻找病因，若发现糖尿病应治疗糖尿病，若有尿瘘、粪瘘应及时行修补术。

2.局部治疗

可用 1：5000 高锰酸钾液坐浴，2 次/d，每次 15～30min，若有破溃应涂抗生素软膏或紫草油。此外可选用中药苦参、蛇床子、白鲜皮、土茯苓、黄柏各 15g，川椒 6g，水煎熏洗外阴部，1～2 次/d。

(二)药物治疗

1.细菌性外阴炎

一般情况下，对细菌感染引起的非特异性外阴炎可用抗生素软膏涂擦，如复方新霉素软膏、红霉素软膏等。如果感染严重，有全身发热出现，可选择药物口服或肌内注射 3～5d。

2.念珠菌性外阴炎

用 2%～4%碳酸氢钠溶液冲洗外阴，局部用 3%克霉唑软膏或达克宁霜涂擦，口服伊曲康唑 200mg/次，1 次/d，共 3～5d，夫妇须同时治疗。

3.淋球菌或衣原体性外阴炎

一般是淋球菌或衣原体感染在外阴的表现，治疗以全身治疗为主，青霉素为首选：青霉素 480 万单位，分两侧臀部一次肌内注射(皮试阴性后用)，注射前 1h 口服丙磺舒 1g，以延长青霉素作用并增强疗效。

六、注意事项

(1)外阴炎反复发作的患者往往有基础疾病存在，应积极寻找病因，发现糖尿病应治疗糖尿病，若有尿瘘、粪瘘，应及时行修补术。

(2)有部分患者外阴瘙痒严重，但找不到明显全身或局部原因，反复的实验室检查都不能发现感染的存在，这可能与精神或心理方面因素有关。

(3)对久治不愈的外阴炎，尤其外阴有溃疡者，应警惕有无外阴上皮肉瘤样病变甚至恶性肿瘤，对可疑病变应做多点活组织检查并送病理检查。

(4)反复发作的外阴炎可能是患者长期局部乱用药，破坏了阴道正常菌群的生长而造成的。对于这种情况医生应当建议患者停止阴道用药，停止使用刺激性药物，改用无刺激的清水局部冲洗。

第二节 外阴溃疡

外阴溃疡是以患者外阴皮肤溃烂、脓水淋漓为主要表现的妇科常见病，多见于外阴炎、结核、癌症早期的患者，约有 1/3 的外阴癌患者早期表现为外阴溃疡。临床分为急性和慢性两大类。急性外阴溃疡多为非接触传染性的良性溃疡，发病急，常发生于青中年妇女，溃疡发展迅速，可伴全身症状。慢性外阴溃疡可见于结核及癌症患者，发病缓慢，经久不愈。

一、病因病理

(1)急性外阴溃疡可见于非特异性外阴炎、外阴脓疱病及化脓性汗腺炎的患者。由于外阴部皮肤黏膜充血水肿，加上外阴部易受大小便刺激和行动摩擦，致使局部黏膜发生糜烂和溃疡。此外，疱疹病毒感染和腹股沟淋巴结肉芽肿、梅毒等患者均可发生外阴溃疡。同时还可见于慢性节段性回肠炎并发外阴溃疡及脓窦形成者。

(2)慢性外阴溃疡见于外阴结核和恶性肿瘤的患者。外阴结核罕见，偶可继发于严重的肺结核、胃肠道结核、内生殖器官结核、腹膜结核和胃结核，初起为局限的小结节，溃破后可形成浅溃疡。外阴肿瘤的早期患者可在大小阴唇、阴蒂和阴唇后联合处形成结节和溃疡，经久不愈。

二、临床表现

(一)症状与体征

1. 急性外阴溃疡

非特异性感染者，外阴灼热疼痛，排尿时症状加重，溃疡数目少且表浅，周围有明显的炎症浸润，伴有全身发热、不适等症状。疱疹病毒感染者，发病急，外阴疼痛明显，甚至剧烈，外阴黏膜充血水肿，溃疡大小不等，疮壁迅速破裂形成溃疡，伴有发热和腹股沟淋巴结肿大。性病性淋巴结肉芽肿者，一般无自觉症状，初起在阴唇系带或靠近尿道口处出现小疱疹，继之形成浅溃疡，短期内即消失，不留瘢痕。一至数周后伴有腹股沟淋巴结肿大的症状。少数患者可自愈，但多数患者形成淋巴结脓肿，破溃后形成瘘管。

2. 慢性外阴溃疡

结核性溃疡病变发展缓慢，初起常为一局限的小结节，不久即破溃成边缘软薄、不规则的浅溃疡，基底凹凸不平，表面覆盖以干酪样红苔。受尿液刺激和摩擦后，局部疼痛剧烈，溃疡经久不愈并向周围扩散。外阴癌的早期患者亦可表现外阴溃疡，病灶多位于大小阴唇、阴蒂和阴唇后联合处。可取活组织检查，以明确诊断。

(二)辅助检查

查血常规和血沉。取分泌物进行镜检或培养，查找致病菌。必要时可取活组织检查，以助诊断。

三、诊断与鉴别诊断

(一)诊断

应根据病史及溃疡的特点进行诊断，必要时做分泌物涂片、培养、血清学检查等，以明确诊断。对急性外阴溃疡的患者，应注意检查全身皮肤、眼及口腔黏膜等处有无病变。对久治不愈的患者应取病灶组织做活检，排除外阴结核及癌症。

(二)鉴别诊断

本病应与外阴癌、外阴结核、软下疳、性病性淋巴肉芽肿、疱疹病毒感染等相鉴别。

1. 软下疳

潜伏期较短，一般 3～5d。多处溃疡，不硬，易出血，剧痛，有脓性分泌物，渗出液培养可发现杜克氏嗜血杆菌。

2. 性病性淋巴肉芽肿

初起多为小丘疹、小溃疡，大多可自愈。数周后可有腹股沟淋巴结肿大、疼痛。形成脓肿、溃破和瘘管，赖氏试验和补体结合试验均呈阳性结果。

3. 疱疹病毒

感染病损部位红肿刺疼，继而出现多个大小不等的水疱，破溃后形成溃疡，小溃疡可相互融合成大溃疡，愈后不留瘢痕，伴全身不适、低热、头痛等。在水疱底部做细胞刮片，用直接免疫荧光技术和常规染色法可找到病毒抗原和嗜酸性包涵体。

4. 外阴结核

病灶开始多为局限性小结节，破溃后形成浅溃疡，基面高低不平，内含黄色干酪样分泌物，局部淋巴结肿大，伴有低热盗汗、全身乏力、消瘦等症状。取溃疡渗出液进行抗酸染色可找到结核分枝杆菌，厌氧培养和动物接种均可找到结核分枝杆菌。

5. 外阴癌溃疡

多为菜花状或乳头状，经久不愈。病理检查可发现癌细胞。

四、治疗

(一)保持外阴清洁

避免摩擦，注意休息和饮食。

(二)局部治疗

对非特异性外阴炎引起者，局部用抗生素软膏涂搽患处。白塞氏病引起者，局部应用新霉素软膏或 1%硝酸银软膏。

(三)抗生素

全身应用抗生素，可选用青霉素肌注。对白塞氏病急性期患者可用皮肤类固醇激素，以缓解症状。

五、预防与护理

保持外阴清洁，积极治疗原发病。急性期患者应卧床休息，多饮水，减少摩擦，注意隔离消毒，并及早明确诊断。

第三节　滴虫性阴道炎

一、病因

滴虫性阴道炎是常见的阴道炎，由阴道毛滴虫引起。滴虫呈梨形，后端尖，为多核白细胞的2～3倍大小。虫体顶端有鞭毛4根，体部有波动膜，后端有轴柱凸出。

二、传染方式

有两种传染途径：①直接传染。由性交传播。滴虫常寄生于男性生殖道，可无症状，或引起尿道炎、前列腺炎或附睾炎。多数滴虫性阴道炎患者的丈夫有生殖器的滴虫病，滴虫常见于精液内。②间接传染。通过浴池、浴盆、游泳池、衣物、污染的器械等间接传染。

三、临床表现

主要症状为白带增多。分泌物呈灰黄色、乳白色或黄白色稀薄液体，或为黄绿色脓性分泌物，常呈泡沫状，有腥臭。严重时，白带可混有血液。多数患者有外阴瘙痒、灼热、性交痛等。有尿道感染时，可有尿频、尿痛甚至血尿。约有半数带虫者无症状。

检查可见阴道及宫颈黏膜红肿，常有散在红色斑点或草莓状突起。后穹隆有大量液性或脓性泡沫状分泌物。带虫而无症状者，阴道黏膜可无异常，但由于滴虫能消耗阴道内的糖原，改变阴道酸碱度，破坏防御机制而引起继发性细菌感染。妊娠期、月经期前后或产后，阴道pH值增高，滴虫繁殖快，炎症易发作。

四、诊断

根据患者的病史、体征中特有的泡沫状分泌物，可以做出临床诊断。

五、辅助检查

阴道分泌物镜下检查找到滴虫，可肯定诊断。常用的检查方法是悬滴法：加一小滴生理盐水于玻片上，取阴道后穹隆处的少许分泌物，混于温盐水中，即可在低倍镜下找到滴虫。滴虫离体过久，或标本已冷却，则滴虫活动变差或不动，将影响对滴虫的识别。或用棉签蘸取阴道分泌物置于装有2mL温生理盐水的小瓶中混匀，再取一小滴涂在玻片上检验，此项检查应在双合诊前进行，检查前不做阴道灌洗或局部用药，24～48h前避免性生活。临床疑有滴虫性阴道炎而多次悬滴法未发现滴虫时，可做滴虫培养。

六、预防

加强卫生宣传，消灭传染源，开展普查普治。发现滴虫性阴道炎患者或无症状的带虫者均应积极治疗，患者的配偶也应同时治疗。

杜绝传播途径：严格管理制度，禁止患者及带虫者进入游泳池。应废除公共浴池，提倡淋浴，禁止出租游泳裤及浴巾。改坐便式厕所为蹲式。医疗单位要做好器械的消毒及隔离，防止交叉感染。

七、治疗

(一)全身用药

滴虫性阴道炎患者常伴发泌尿系统及肠道内滴虫感染，又因滴虫不仅寄存于阴道黏膜的皱褶内，还可深藏于子宫颈腺体中以及泌尿道下段，单纯局部用药不易彻底消灭滴虫，应结合全身用药根治。甲硝唑为高效口服杀滴虫药物，口服每次 200mg，每日 3 次，共 7d。治疗后查滴虫转阴时，应于下次月经后继续治疗一疗程，以巩固疗效，配偶应同时治疗。近年来，有人主张用大剂量甲硝唑，2g 一次口服，与 7d 法有相同疗效，较 7d 法方便、价廉。一次大剂量治疗无效者，可改用 0.5～1g，每日 2 次共 7d。未婚妇女阴道用药困难，口服甲硝唑即可，口服甲硝唑，特别是大剂量一次用药后，个别患者可发生恶心、呕吐、眩晕及头痛等。早孕期服用，有导致胎儿畸形的可能，故在妊娠 20 周以前，应以局部治疗为主，不口服甲硝唑。

(二)局部治疗

(1)1∶5000 高锰酸钾溶液冲洗阴道或坐浴，每日 1 次。

(2)甲硝唑栓 500mg，每晚 1 次塞入阴道深部，10d 为一疗程；或甲硝唑阴道泡腾片 200mg，每晚 1 次塞入阴道深部，7～10d 为一疗程。

八、预防与随访

(1)治疗结束后，于下次月经干净后复查，如阴性，再巩固 1～2 疗程，方法同前。经 3 次月经后复查滴虫均为阴性者方为治愈。

(2)滴虫可通过性交直接传染，故夫妇双方应同时服药，治疗期间应避免性生活或采用阴茎套。

(3)注意防止共用厕所、盆具、浴室、衣物等导致的交叉感染。

第四节　老年性阴道炎

一、病因

妇女绝经后、手术切除卵巢或盆腔放射治疗后，由于雌激素缺乏，阴道黏膜萎缩、变薄，上皮细胞糖原减少，局部抵抗力减弱，易受细菌感染引起炎症。如有阴道创伤、子宫内膜炎或盆腔炎，更易诱发老年性阴道炎。

由于老年性阴道炎不但常见于老年妇女，也发生于卵巢功能衰退、雌激素缺乏的中年妇女，不少人认为“萎缩性阴道炎”之称更为恰当。

二、临床表现

主要症状为白带增多，多为黄水状。感染严重时，白带可呈脓性，有臭味。黏膜有表浅溃疡时，分泌物可为血性，有的患者可有点滴出血。患者常伴有外阴瘙痒，灼热感，或盆腔坠胀不适。炎症常波及前庭及尿道口周围黏膜，引起尿频、尿痛或尿失禁症状。

检查见阴道黏膜呈老年性改变，皱襞消失，上皮菲薄，黏膜充血，易伴出血，表面常有散在小出血点或片状出血斑，严重时，上皮脱落，形成表浅溃疡。宫颈也常充血，并有散在小出血点。老年性阴道炎如经久不愈，黏膜下结缔组织纤维化后，阴道弹性消失，更为狭窄，慢性炎症或溃疡面还可引起阴道粘连，严重时导致阴道闭锁。炎症分泌物引流不畅可形成闭锁段以上阴道积脓。

三、诊断

根据患者年龄及临床表现，不难诊断。由于滴虫性或霉菌性阴道炎可发生于老年妇女，且老年性阴道炎可与这两种炎症并存，因此有时有必要取分泌物做镜下检查，以明确诊断。对有血性白带或少量不规则阴道出血的患者，应排除外宫颈、子宫的恶性肿瘤。妇科检查时须注意宫颈的形态和质地，子宫的大小，出血的来源以及阴道细胞学检查结果，必要时作宫颈活检及子宫内膜活体组织检查。

四、治疗

治疗原则是增加阴道的抵抗力及抑制细菌的生长。

(一)局部用药

1%乳酸或醋酸或 1：5000 高锰酸钾溶液冲洗阴道，每日 1 次，提高阴道酸度。冲洗后每晚塞入阴道内乙蔗酚片剂或栓剂 0.25～0.5mg，共 7～10d。严重时患者可用磺胺粉或抗生素(金霉素、氯霉素等)粉剂或软膏局部撒布或涂擦。

(二)全身用药

可口服乙蔗酚 0.25～0.5mg，每日 1 次，共 7～10d，代替局部应用乙蔗酚。过久或大剂量服用可引起撤退性出血。顽固病例可口服尼尔雌醇，首次 4mg，以后每 2～4 周一次，每次 2mg 维持 2～3 个月。尼尔雌醇是雌三醇的衍生物，口服剂量小，较安全。对乳腺癌或子宫内膜癌患者禁用雌激素。

第五节 细菌性阴道病

细菌性阴道病为阴道内正常菌群失调所致的一种混合感染，其临床及病理特征为阴道内有大量不同细菌，而阴道黏膜无炎症改变。

一、病因

细菌性阴道病是生育年龄妇女最常见的阴道感染，是以厌氧菌为主的混合感染，阴道内厌氧菌的浓度可达正常妇女的 100～1000 倍，主要有加德纳菌、动弯杆菌、脆弱类杆菌和消化链球菌。厌氧菌繁殖的同时可产生胺类物质，碱化阴道，使阴道分泌物增多并有臭味。促使阴道菌群发生变化的原因不清楚，可能与多个性伴侣和频繁性交有关。

二、临床表现

10%～40%患者无症状。有症状者表现为阴道分泌物增多，有鱼腥味，伴有轻度外阴瘙痒或烧灼感。分泌物呈灰白色，稀薄而均质，有时有泡沫。阴道黏膜无充血的炎症表现。常与盆腔炎、滴虫性阴道炎、宫颈炎合并存在。

三、诊断

下列 4 条中有 3 条阳性即可诊断为细菌性阴道病：①均质、稀薄的阴道分泌物。②阴道 pH＞4.5（多为 5.0～5.5）。③胺试验阳性。在阴道分泌物的湿涂片上加数滴 10%氢氧化钾，可产生鱼腥臭味。④检出线索细胞：即阴道脱落的表层细胞，边缘贴附大量的颗粒状物（即细菌），使其边缘呈锯齿状。严重者线索细胞可达 20%以上，但背景中白细胞较少。线索细胞是诊断细菌性阴道病的重要依据。

四、治疗

本病可经性交传染，也是性传播疾病之一，故夫妻双方应同治。主要选用抗厌氧菌药物。

（一）全身用药

首选甲硝唑 400mg，每日 2～3 次口服，共 7d；或 2g 顿服，必要时 24～48h 重复给药 1 次。也可用克林霉素 300mg，每日 2 次，连服 7d。

（二）阴道用药

甲硝唑 400mg，每日 1 次，共 7d。2%克林霉素软膏涂抹，每晚 1 次，共 7d。同时过氧化氢阴道冲洗，每日 1 次，共 7d；或用 1%乳酸液或 0.5%醋酸液冲洗阴道，改善阴道内环境以提高疗效。

第六节　阿米巴性阴道炎

阿米巴性阴道炎临床较少见，多由阿米巴病原体引起，常继发于阴道感染后，临床表现主要为阴道分泌物增多，呈血性浆液或黄色黏液脓性，有腥味，检查发现阴道有典型的不规则浅表溃疡，边缘隆起为特征，患者常有腹泻或痢疾病史。

一、病因

本病由阿米巴原虫引起。阿米巴滋养体随大便排出后直接感染外阴及阴道，当机体全身情况差、健康水平下降或生殖器有损伤时，阿米巴滋养体易侵入损伤部位，分泌溶组织酶造成黏膜组织破坏，导致生殖道溃疡。

二、临床表现

主要表现为阴道分泌物多，呈血性浆液或黄色黏稠脓性分泌物，有腥味，常伴有外阴、阴道痒感或疼痛。检查发现，阴道黏膜充血，形成溃疡时，其周边隆起，呈虫蚀状，溃疡可散在或融合成片。基底部呈现黄色坏死碎片，触之易出血、质脆，有触痛。有的患者由于阴道和（或）宫颈结缔组织反应明显，可似肿瘤样增生，应与恶性肿瘤或结核相鉴别。

三、辅助治疗

(一)阴道分泌物涂片

查找阿米巴滋养体。

(二)活检

阴道溃疡处做活体组织病理检查，可找到阿米巴原虫。

(三)培养

取阴道分泌物做特殊培养，阳性率较前两者高。

四、诊断

详细询问病史，如有腹泻或痢疾病史以及典型的虫蚀状的阴道浅表溃疡，常可做出诊断。确诊时需做分泌物涂片或在溃疡处刮片找到阿米巴滋养体即可确诊，必要时做分泌物培养。溃疡处应做活检与生殖道恶性肿瘤、结核等鉴别。

五、治疗

(一)局部治疗

注意外阴清洁，防止粪便污染外阴、阴道。治疗期间禁止性生活。局部每日用 10g/L(1%)的乳酸或 1∶5000 的高锰酸钾冲洗阴道，每日 1 次。冲洗后应用甲硝唑 0.2g，每日 1 次，7～10d 为 1 个疗程。

(二)药物治疗

1. 甲硝唑

一次 0.2～0.4g，每日 3 次，连用 10～14d。此药对阿米巴原虫有杀伤作用，对包囊也有效，毒性小，疗效高。

2. 双碘喹啉

一次 400～600mg，每日 3 次，连用 2～3 周，重复治疗间隔为 2～3 周。

3. 盐酸依米丁

对阿米巴滋养体有杀灭作用，但对包囊无作用。口服胃肠反应大，多用深部肌内注射，1mg/(kg · d)，最多不超过 60mg/d，连用 6d 为 1 个疗程。因此药毒性大、排泄缓慢，临床使用较少。

4. 奥硝唑（氯醇硝唑）

0.5g，每日 4 次，连用 3d，对肠内外阿米巴疾病均有效。孕妇禁用。

第七节　宫 颈 炎

宫颈炎是妇科常见疾病之一，包括宫颈阴道部及宫颈管黏膜炎症，有急性和慢性两种。

一、急性宫颈炎

(一)病因

急性宫颈炎是指从宫颈外口到宫颈内口的宫颈黏膜、黏膜下组织发生的急性感染。病原体为淋球菌或普通的化脓菌，如葡萄球菌、链球菌、大肠埃希菌及厌氧菌等。普通细菌感染多见于产后、流产后。

(二)临床表现

主要症状是白带增多，脓性，有臭味；患者有盆腔坠胀不适，腰背痛以及尿频、尿急、性交痛。检查可见宫颈充血、水肿，有脓性分泌物从宫口流出，量多。若为淋球菌感染，症状更明显，白带呈黄色脓性，同时伴发急性尿道炎、阴道炎、子宫内膜炎，有不同程度的发热及白细胞增多。根据病史、临床表现及分泌物涂片病原体检查可诊断。

(三)治疗

局部治疗和全身治疗。用 1∶5000 高锰酸钾溶液坐浴，宫颈可涂呋喃西林粉剂或磺胺粉剂，如果合并子宫内膜炎，暂不做阴道冲洗，应积极治疗子宫内膜炎。全身治疗主要针对病原体。常用的药物有第三代头孢菌素(如头孢曲松钠、头孢克肟)、喹诺酮(环丙沙星、氧氟沙星)。

二、慢性宫颈炎

慢性宫颈炎是妇科最常见的疾病之一。慢性宫颈炎不仅影响妇女的健康和受孕，还与宫颈癌的发病有一定的关系。因此，积极有效地预防和治疗慢性宫颈炎，对维护妇女的健康和预防宫颈癌有重要意义。

(一)病因

慢性宫颈炎是一个多病因的慢性病理过程，长期慢性炎症刺激和损伤是慢性宫颈炎的主要诱因。分娩、流产和手术损伤以及不洁性生活损伤宫颈之后，病原体入侵而引起。常见的病原体是葡萄球菌、链球菌、大肠埃希菌及厌氧菌。宫颈长期浸于阴道炎的白带中，致使鳞状上皮脱落，为病原体的侵入创造条件。另外，用高浓度的酸性或碱性溶液冲洗阴道或放置腐蚀性较强的药物片剂或栓剂，亦可造成炎症。

(二)病理

1. 宫颈糜烂

宫颈外口处的宫颈阴道部外观呈红色变化称宫颈糜烂。由于炎症刺激，宫颈阴道部的正常复层鳞状上皮细胞逐渐脱落，由柱状上皮所代替，因柱状上皮抵抗力低，病原体易于侵入引起炎症。柱状上皮薄，皮下毛细血管显露，使炎症区呈鲜红色，并非真的糜烂。

(1)分型：由于柱状上皮及间质增生程度不同，宫颈糜烂可分为 3 型。单纯型糜烂是指炎症初期，糜烂面仅为单层柱状上皮覆盖，表面平坦；颗粒型糜烂是指糜烂面凹凸不平，呈颗粒状，此因宫颈上皮和间质增生所致；乳头型糜烂是指间质进一步增生，表面凹凸不平更显著，形成乳头状突起。

(2)分度：根据糜烂面积的大小分 3 度(图 3-1)。轻度(Ⅰ度)糜烂指糜烂面积小于整个宫颈面积的 1/3；中度(Ⅱ度)糜烂是指糜烂面积占整个宫颈面积的 1/3～2/3；重度(Ⅲ度)糜烂是指糜烂面积占整个宫颈面积的 2/3 以上。

宫颈糜烂有其特殊的愈合过程，在炎症消退的情况下，病变周围的鳞状上皮向覆盖糜烂面的柱状上皮下方生长，逐渐将柱状上皮推开，由鳞状上皮重新覆盖。或宫颈黏膜的储备细胞增生，化生为鳞状上皮细胞，顶替柱状上皮而愈合，称为鳞状上皮化生。鳞状上皮化生是炎症愈合过程的一个阶段，与非典型增生不同，不是癌前病变。

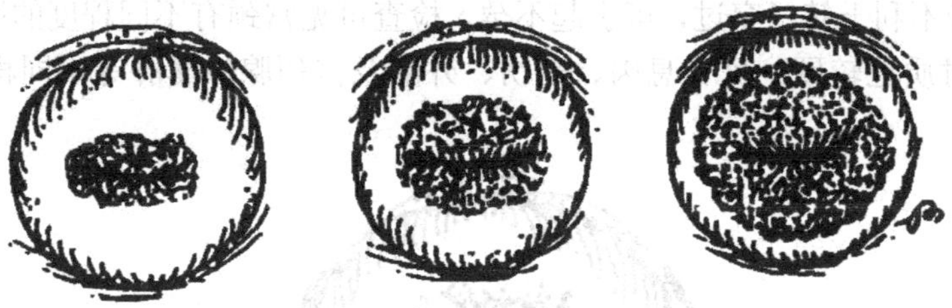

Ⅰ度 Ⅱ度 Ⅲ度

图 3-1 宫颈糜烂分度

2. 宫颈肥大

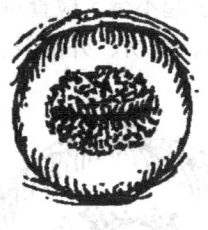

慢性炎症的长期刺激可使宫颈组织充血、水肿、炎细胞浸润，腺体、间质组织增生，宫颈呈不同程度的肥大，表面光滑、质硬，宫颈大小可比正常大 2～4 倍。

3. 宫颈息肉

炎症使宫颈管黏膜增生，因子宫有排除异物的倾向，使增生的黏膜逐渐自基底部向子宫外口突出，形成息肉(图 3-2)。直径一般 1cm 以下，单个或多个，色红，舌形，质软而脆，易出血，蒂细长，除去后常复发。组织学检查可见息肉中心为结缔组织充血、水肿、炎细胞浸润，表面覆盖一层高柱状上皮。

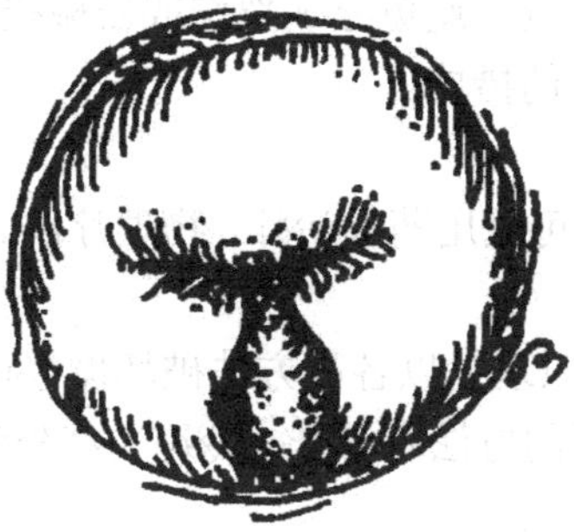

图 3-2 宫颈息肉

4. 宫颈腺囊肿(图 3-3)

在宫颈糜烂愈合的过程中，新的鳞状上皮覆盖宫颈腺口或深入腺管，使管腔变窄甚至阻塞，腺体分泌引流受阻，而形成潴留囊肿。表现大小不一，小到米粒，大至黄豆，呈青白色内含无色黏液，表面光滑，呈半透明状，囊肿突出宫颈表面。

5. 宫颈黏膜炎

病变局限于宫颈管内的黏膜及黏膜下组织，黏膜增生向外口突出，可见宫颈口充血、宫颈外观光滑，宫颈外口有脓性分泌物。由于宫颈管黏膜及黏膜下组织充血、水肿、炎细胞浸润和结缔组织增生，可使宫颈肥大。

(三)临床表现

主要症状是阴道分泌物增多，呈乳白色黏液状，有时为淡黄色脓性，伴息肉形成时可有血性白带或接触性出血。若炎症沿子宫骶骨韧带扩散至盆腔，可有腰骶部疼痛，性交痛，下坠感。黏稠白带不利于精子穿过，可引起不孕。检查可见宫颈有不同程度的糜烂、肥大、充血、水肿，有时质地较硬，可有息肉、裂伤、外翻及宫颈腺体囊肿等不同程度的炎性病理类型。

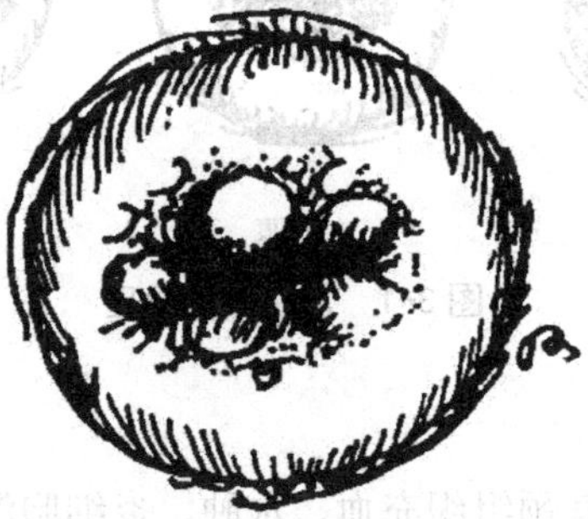

图 3-3　宫颈腺囊肿

（四）诊断

根据病理类型及临床表现诊断。由于宫颈糜烂与宫颈上皮内瘤样变或早期宫颈癌外观上难以鉴别，需常规宫颈刮片检查癌细胞，排除宫颈癌，必要时行阴道镜及宫颈活体组织检查。

（五）预防

加强卫生宣传，定期妇科检查。避免分娩裂伤或器械损伤宫颈，一旦裂伤应及时缝合，继续推广“治炎－普查－防癌”的措施。

（六）治疗

慢性炎症以局部治疗为主，可采用药物治疗、物理疗法、手术疗法，以物理疗法最常用。

1. 宫颈糜烂

(1)物理疗法：物理疗法的原理是以各种方法破坏糜烂面的柱状上皮，使之坏死脱落，为新生的鳞状上皮所覆盖。常用的方法有激光、冷冻、红外线凝结及微波疗法等。创面愈合需 3～4 周，病变较深者需 6～8 周。

物理治疗注意事项：①治疗前，应常规做宫颈刮片行细胞学检查；②有急性炎症者列为禁忌；③物理疗法的治疗时间应在月经过后 3～7d 内进行；④物理疗法术后均有阴道分泌物增多，甚至有大量水样排液，在术后 1～2 周脱痂时可有少许出血；⑤各种物理治疗术后均要求患者 5 周复查，创面愈合期间(4～8 周)，禁止性生活、盆浴、阴道冲洗；⑥对未生育过的女性慎用物理疗法，以免影响受孕机会。

(2)药物治疗：适用于糜烂面积小和炎症浸润较浅的病例。过去用局部涂硝酸银等腐蚀剂的方法，现已少用。有些药物有一定疗效，如爱宝疗，用法是用无菌棉球局部涂药，一次压 2～3min，每周 2 次，4 次为 1 个疗程。

(3)手术治疗：一般通过物理治疗和药物治疗可以痊愈，手术治疗已很少采用。久治不愈的、糜烂面较深较广的或累及宫颈管者，可考虑行宫颈锥形切除术。

2. 宫颈息肉

行息肉摘除术，送病理排除恶变，反复发作者，可用激光或微波对息肉根部照射。

3. 宫颈腺体囊肿

用无菌针头刺破，或延长激光照射时间。

4. 宫颈黏膜炎

可以全身用药，取宫颈管分泌物进行细菌培养及药物敏感试验，选择敏感的抗生素治疗。

第四章　生殖系统肿瘤

第一节　外阴良性肿瘤

外阴良性肿瘤较少见，主要有如下几种。

一、乳头状瘤

乳头状瘤是发生于外阴皮肤或黏膜，以上皮增生为主的一种良性肿瘤。病因不清楚，可能与局部慢性刺激或病毒感染有关。

(一)诊断要点

(1)可见于任何年龄，但多发于老年妇女。

(2)常见于大阴唇、阴阜或肛周，呈乳头状或菜花状，单发，有细蒂，质地略硬，生长慢，一般不大，直径偶尔可达4～5cm大小。

(3)一般症状可伴有外阴瘙痒，发病在老年妇女，常与外阴萎缩性病变并存。

(4)局部活体组织检查：上皮增生，带有短蒂，肿物呈树状结构，向外生长，表面覆盖复层鳞状上皮，细胞分化好，间质为纤维结缔组织，其间含有血管及多少不等的炎性细胞浸润，即可明确诊断。

(二)鉴别诊断

1. 外阴尖锐湿疣

有瘙痒、多发、生长迅速等特点。镜下见棘层细胞增生，细胞内可见空泡。

2. 外阴癌

外阴瘙痒、疼痛、出血，病理切片检查可确诊。

(三)治疗

手术治疗：单纯肿瘤切除术。

(四)注意事项

(1)本病偶有继发恶变，故应注意定期复查或随访。

(2)手术切除范围宜稍宽，并应送病理切片检查。

二、色素痣

色素痣又称黑痣，是一种半球形隆起、无毛的肿瘤，或数毫米大小的不高出皮肤的黑褐色素斑，由皮肤色素细胞的过度生长而致。可按生长部位分为交界痣(痣细胞在表皮和真皮交界处，易恶变)、皮内痣(痣细胞在真皮浅层)和复合痣(皮内痣与交界痣同时存在)三种。发生于外阴的色素痣是一种重要病变，外阴皮肤仅占全身皮肤的1%，而女性恶性黑色素瘤的5%发生于外阴，其中30%起自色素痣的恶变，且以平坦的“周边活跃”的痣恶变可能性较大。色素痣对性激素作用较为敏感，往往在青春期增大、变黑，恶变的机会增多。

(一)诊断要点

(1)早期可无症状，如受刺激后，局部可出现疼痛、发痒，甚或出血、炎症。

(2)常在大小阴唇处见淡棕、深棕或黑色的斑块，直径0.1～1cm，单发表面平坦或略隆起，光滑或粗糙，有的长有毛发。

(3)生长极为缓慢。

(二)鉴别诊断

黑色素瘤：原色素扩大，呈浸润性生长，色素增加，出现溃疡、出血、瘙痒等症状。病检可确诊。

(三)治疗

手术治疗：以局部切除为主，切除范围要超过痣的边缘0.5～1cm，深度要达浅筋膜。切除物送病检。

(四)注意事项

(1)中医外治法仅局限于外阴皮肤，不得用于外阴黏膜的除痣。

(2)外阴色素痣有潜在恶变可能，尤其是其色泽加深或变浅，呈放射状改变者，应警惕恶变成黑色素瘤，应及早行切除手术。

三、汗腺瘤

汗腺瘤是由汗腺管畸形、外阴汗腺阻塞扩大所致的外阴良性肿瘤。大部分起于大汗腺，小汗腺只偶尔发生。好发于阴唇间皱褶、大阴唇及会阴处，小阴唇缺乏腺体故很少发生。多见于40岁以上妇女，其生长缓慢，术后不易复发，少数可发生恶变。

(一)诊断要点

(1)多见于40岁以上的妇女。

(2)常发于阴唇，少数不在阴唇。

(3)生长缓慢，无明显症状，或伴外阴瘙痒。

(4)妇科检查：肿瘤呈坚实结节状、圆形或卵圆形，稍隆起于周围皮肤，境界清楚，较小，直径0.5～1.5cm，一般单发。

(5)局部活体组织检查可明确诊断。

(二)鉴别诊断

如肿瘤出现表皮收缩或溃破时，需做活检与外阴癌相区别。

(三)治疗

手术治疗：完整切除肿瘤，送病理切片检查。

(四)注意事项

(1)瘤体表皮出现向下凹陷或溃破时，临床上常误诊为癌，故需特别注意。

(2)病理切片检查时，镜下可见表皮以下囊腔中布满相互交叉的绒毛状突起，酷似腺癌结构，应注意鉴别。

四、纤维瘤

外阴纤维瘤为发生于外阴的纤维组织的良性肿瘤。病因不明，多见于育龄妇女，生长缓慢，一般不恶变。

(一)诊断要点

(1)多见于育龄妇女。

(2)多位于大阴唇，大小差异很大，一般绿豆到樱桃大小，光滑，质硬，可以推动；表面有沟纹，色泽如正常皮肤，呈浅黄色或深红色；以单发为主，生长缓慢。

(3)局部活体检组织检查：镜下可见大量的纤维结缔组织。

(二)鉴别诊断

有时需与腹股沟圆韧带肌瘤相鉴别，后者一般发病位置较高，多为多发性，或见于两侧腹股沟。

(三)治疗

手术治疗：单纯肿瘤切除术。

(四)注意事项

瘤体不宜经常挤压。

五、脂肪瘤

为外阴正常脂肪组织形成的良性肿瘤。发病原因至今尚未明了，肿瘤生长缓慢，发病率不高，恶变机会极小。

(一)诊断要点

(1)一般无明显症状。

(2)妇科检查：大阴唇或阴阜的皮下可见局部稍隆起，大小不一，呈椭圆形或分叶状；边界清楚，质地松软，可有假囊性感；单发为主，生长缓慢，一般无压痛。

(二)鉴别诊断

1.脂肪肉瘤

活检可以明确诊断。

2.纤维瘤

瘤体质地硬，病检镜下为纤维组织而非成熟的脂肪细胞。

(三)治疗

手术治疗：局部肿瘤切除。

(四)注意事项

勿经常揉按挤压瘤体，以免加速瘤体生长。

六、血管瘤

系由外阴细小血管异常增生所发生的良性肿瘤，多为先天性。肿瘤呈红色，边界清楚，不痛不痒。分为毛细血管瘤、海绵状血管瘤两种，常发生于女婴，个别患者在成年后瘤体可停止生长或慢慢缩小。

(一)诊断要点

(1)常见于新生女婴。

(2)一般无症状，较大时外阴部有肿胀感。

(3)妇科检查：大阴唇或阴阜处的皮下或皮内可见小红血管痣(或紫蓝色)，红海绵状肿物，无蒂，大小不一，直径数毫米到数厘米。

(4)压迫肿物时红色可褪，放松时又可回复原状，无搏动感。

(5)阴道镜检查：可见增生的血管。

(二)鉴别诊断

血痣：肿块大小不一，手指压迫检查时，色泽和大小都无明显的改变。

(三)治疗

1. 手术治疗

单个发生界限清楚的，可行局部切除术。

2. 局部冷冻术

适用于较小病变。

3. 同位素 ^{32}P 敷

适用于儿童鲜红斑痣及毛细血管瘤。

4. 放射线照射

适用于海绵状血管瘤。

5. 其他

较小的海绵状血管瘤可用5%鱼肝油酸钠或40%尿素直接注射于瘤体内，使血管硬化萎缩。

(四)注意事项

(1)外阴皮肤敏感，中西医各类外治疗法注意选择适当，同时积极预防感染。

(2)海绵状血管瘤的实际体积很难从体表确定，要谨慎进行手术操作，以免术中无法进行彻底切除，又因无法终止手术，造成患者大出血。

(3)勿碰破瘤体，以免出血不止。

(4)少食辛辣食物。

(5)宜早期治疗，使手术创伤控制在最小范围内。

第二节 外阴恶性肿瘤

外阴恶性肿瘤占妇女全身癌症的1%、生殖道癌症的5%左右，可分为原发性和继发性两类。以原发性为主，其中又以鳞状细胞癌多见；继发性转移癌可来自宫颈、阴道和卵巢等，其次为泌尿器官，常预后不佳。

一、浸润性鳞状细胞癌

浸润性鳞状细胞癌是外阴恶性肿瘤中最常见的一种，占80%～90%。本病多见于绝经期与高龄妇女，平均年龄为60岁。易发生转移，扩散途径以淋巴转移和局部浸润为主。具体病因不清，其中外阴上皮营养障碍合并重度上皮结构不良已被公认为癌前期重要的病变，其中有10%～25%或早或晚可发展成癌。此外，外阴部慢性刺激、病毒感染因素的存在，均为致病的重要因素。

(一)诊断要点

1. 病史

有外阴局部病变史，如外阴白色病变、慢性溃疡、外阴乳头状瘤等疾病。

2. 发病年龄

多见于绝经期与高龄妇女。

3. 病变部位

以大阴唇为最常见，其次为小阴唇、阴蒂、包皮、前庭、会阴等。

4. 症状

早期可无特殊症状，后期外阴部位出现小肿块或结节，外阴瘙痒，继而发生疼痛、分泌物增多或排尿困难。

5. 局部检查

病灶呈结节型、菜花型、溃疡型三种，结节型肿物质硬，向深层浸润，菜花型和溃疡型则质脆，触之易出血。

6. 体征

腹股沟淋巴结肿大，硬而固定。

7. 阴道镜

可见异形血管和坏死组织。

8. 细胞学涂片

约有 50%的阳性率。

9. 甲苯胺蓝检查法

1%甲苯胺蓝涂于外阴，然后以 1%醋酸脱色，病变部位不脱色可协助发现早期癌或发现中心癌灶，同时可指导活体组织检查。

10. 病理诊断

使用甲苯胺蓝协助，避开坏死组织，多处取材。镜下检查，一般细胞分化较好，常有角化珠形成，为本病确诊的主要方法。

11. 其他

淋巴造影、扫描或淋巴结活检有助于淋巴结转移的诊断。

(二)鉴别诊断

1. 外阴白色病变

外阴皮肤黏膜变白、粗糙、增厚皲裂，很少有乳头状病灶及大的溃疡，活组织病理检查可确诊。

2. 外阴溃疡

发病急，溃疡多发、表浅，一般局部有炎症体征。对久治不愈的慢性溃疡采用活组织病理检查鉴别。

3. 外阴乳头状瘤

乳头状突起多为单发，较小，活组织病理检查可用以鉴别。

4. 尖锐湿疣

有性接触病史，好发于前庭黏膜，为良性病变，呈多发性疣状增生，活体组织病理检查有助于诊断。

(三)治疗

1. 手术治疗

首选方法。可据临床分期及患者年龄、健康状况而选择手术范围。一般行外阴广泛性根治术和双侧腹股沟深、浅淋巴结清除术。

2. 放射治疗

有一定疗效。

(1)适应证：不能耐受手术的老年人或严重内科病患者；癌灶范围广泛，不可能切净者；术后发现淋巴(+)或切缘有癌者。

(2)方法：深度X线或^{60}Co治疗。

3. 化学药物治疗

可用于术前准备或局部复发治疗。可用博来霉素15mg，稀释于生理盐水中做肿瘤周围局部注射，或用环磷酰胺、氟尿嘧啶等注射。

(四)注意事项

(1)注意术后伤口感染(特别是绿脓杆菌感染)、坏死或裂开，腿肿和泌尿系统感染。

(2)做好放疗或化疗的外阴护理。

(3)注意外阴清洁卫生，每日用清水清洗外阴，发现外阴部瘙痒时应积极治疗。

(4)外阴出现结节、溃疡或白色病变时，应及时活检并随访。

二、外阴原位癌

外阴原位癌是指波及上皮全层，但未侵犯真皮的癌肿。其病因不明，可能与外阴萎缩性病变、慢性外阴炎、病毒感染、肥胖病、高血压、糖尿病及血钙升高等因素致使外阴上皮重度不典型增生有关。此外，还有外阴鲍文氏病和外阴派杰氏病(湿疹样上皮癌)两种特殊形式。病程缓慢，可长达20～30年，可进一步发展为浸润性鳞状细胞癌。

(一)诊断要点

1. 病史

外阴部可有多年的白色病变或局部瘙痒、尖锐湿疣等特殊病史。

2. 发病年龄

鲍文氏病可见于中年妇女，派杰氏病多见于绝经后妇女。

3. 发病部位

最好发于大阴唇。

4. 局部检查

外阴部可见丘疹、糜烂，局部呈隆起、硬结、痂皮或溃疡等病变。派杰病的痂皮除去后不渗液，呈湿疹样。

5. 阴道镜

可见到新生的异形血管。

6. 病理检查可确诊

镜下上皮层内细胞有增大，核异型、深染，复层细胞排列紊乱等恶性特征，但基底膜完整。如系鲍氏文病，棘层细胞内可见鲍文小体；而派杰氏病，在基底可见由未分化的基底细胞分化而成的异型性的派杰细胞。

(二)鉴别诊断

1.外阴湿疹

皮肤干燥、肥厚，病损有明显的糜烂、渗液、结痂过程。病检无异常增生性改变。

2.外阴银屑病

皮质激素治疗有效，且病检无异型性派杰氏细胞。

3.外阴白色病损

明显的外阴瘙痒，病检无恶性特征。

(三)治疗

1.病因治疗

及时处理外阴部病变，如外阴白色病变、慢性炎症等。

2.手术治疗

单纯外阴切除术。

(四)注意事项

(1)早期诊断率低，故切除的外阴局部病损要及时病理检查。

(2)肿瘤如出现溃疡则标志已为侵蚀性，应积极诊断和处理。

(3)本病常与阴道、宫颈原位癌同时存在，故应及时进行其他生殖道(尤其阴道、宫颈)肿瘤的检查。

(4)病检取材时不宜挤压组织，以免产生组织挤压伤影响诊断。

三、外阴黑色素瘤

外阴黑色素瘤多由色素痣恶变而来，其发病仅次于外阴鳞状上皮癌，占外阴恶性肿瘤的2%～3%。慢性刺激、电灼、腐蚀、不完整切除为其诱发因素。其发病年龄多在50岁以上，病情发展迅速，常早期经血行和淋巴道转移，故恶性程度高，预后不佳。

(一)诊断要点

1.病史

既往有色素痣病史。

2.发病年龄

多在50岁以上。

3.症状

外阴瘙痒、疼痛、出血，可扪及小肿块。

4.局部检查

小阴唇、阴蒂等处见青黑色或棕黑色也可为无色的小结节，常单发，质硬，以后迅速增大、溃破、流血或见浆液性渗出物。肉眼可分为结节型、播散型和黏膜型。

5.病理检查

瘤细胞呈圆形、多边形或菱形，核异型多见，瘤细胞与间质无界限，细胞内黑色素颗粒分布不均。

(二)鉴别诊断

主要与黑色素痣相鉴别。一般应靠病理确诊。

(三)治疗

1. 手术治疗

外阴广泛切除及双侧腹股沟浅深淋巴清除术。

2. 放射治疗

用于不能手术者。

3. 化学药物治疗

用于辅助治疗及不能手术者。可选用氮烯咪胺、放线菌素 D、卡莫司汀、长春新碱、顺铂等。

第三节　阴 道 囊 肿

阴道囊肿大多是阴道的非瘤样病变，常见的有以下几种。

一、中肾管囊肿

(一)概述

中肾管囊肿来自中肾管(午非氏 Wolffian)系统的遗迹，由于该管不退化，部分囊性扩张而形成。中肾管由输卵管系膜向内沿子宫侧壁、宫颈侧壁及阴道侧壁止于阴道口，沿途任何部位均可因中肾管退化不全，管壁上皮分泌浆液而形成囊肿。残留于阴道内的中肾管囊肿，又称之为 Gartner 氏囊肿。

(二)病理检查

1. 大体病理

囊肿壁薄，大小不一，内含清亮透明液体。如合并出血，其黏稠度和颜色可有改变。

2. 显微镜检查

囊肿内壁为单层立方上皮或带纤毛的低柱状上皮，上皮外有平滑肌组织。

(三)诊断要点

1. 症状

中肾管囊肿较小时无症状，多在妇科检查时发现。若囊肿较大，可有坠胀感或异物感，可引起性生活不适，若囊肿位于前侧壁，并且囊肿较大，也可引起膀胱刺激症状或排尿不畅。

2. 体征

妇科检查可见阴道内有圆形或椭圆形囊肿，位于阴道侧壁或前侧壁，有时呈串珠状向上达盆壁。囊肿可单发或多发，多为单发，直径 2～3cm，少数也可大至充满阴道。囊壁薄而透明，表面光滑。

(四)治疗

小的中肾管囊肿通常不需治疗。若囊肿较大或有症状可行手术切除，术中注意勿损伤膀胱和尿道，位于穹隆部位的囊肿，手术切除较困难，可行囊肿切开造口术或者用激光治疗。用激光治疗时，先破坏囊肿，放出液体，然后用生理盐水或 3%过氧化氢溶液冲洗囊腔，挤出腔内残留液体，再用激光对囊腔进行凝固破坏，术后用纱条填塞，压迫创面数天，囊壁可坏死脱落或粘连闭合。

二、副中肾管囊肿

（一）概述

副中肾管囊肿来源于胚胎时期残留的副中肾管。在胚胎发育过程中，泌尿生殖窦的柱状上皮逐渐取代组成阴道索的副中肾管结节，最后化生成鳞状上皮，但有些副中肾管上皮可能残留于阴道黏膜下，日后形成的囊肿即为副中肾管囊肿又称苗勒氏管囊肿。

（二）病理检查

1. 大体检查

与中肾管完全相同，不同之处为可发生于阴道的各个部位。

2. 显微镜检查

囊肿内壁为柱状上皮细胞，PAS（过碘酸雪夫反应）阳性，囊内有黏液。

（三）诊断要点

1. 症状

囊肿小无症状，大者可有阴道异物感或阴道分泌物增加。

2. 体征

妇科检查见囊肿可位于阴道的任何部位，以阴道下 1/3 及前庭多见，囊肿多较小，直径小于 2cm，单发或多发，不活动，囊肿内充满透明液体。

（四）鉴别诊断

1. 中肾管囊肿

囊肿部位沿中肾管走行，以阴道侧壁多见，而副中肾管可发生在阴道的任何部位。位于前壁、后壁正中的可能为副中肾管囊肿，但位于侧前壁者需病理检查确诊。

2. 包涵囊肿

多在阴道后壁或侧切伤口部位，有阴道损伤或阴道手术史。

（五）治疗

多数不需要治疗，少数有症状者可行囊肿剥除术或行激光治疗。对手术治疗者，术后标本送病理检查。

三、包涵囊肿

（一）概述

包涵囊肿是由于阴道创伤或产伤，行修补手术时，将阴道黏膜组织包埋在黏膜下，被包埋的黏膜组织在阴道壁内继续生长，上皮细胞脱屑、液化而形成囊肿。

（二）病理

1. 大体检查

囊肿直径 1～2cm，囊内有干酪样黄色内容物。

2. 显微镜检查

囊壁为复层鳞状上皮，囊内有角化物质。

(三)诊断要点

1. 症状

多无症状，囊肿较大可有异物感。

2. 妇科检查

囊肿位于后壁或后侧壁，以阴道下段多见，囊肿多较小，质韧、不活动。

(四)鉴别诊断

需与阴道中肾管囊肿、副中肾管囊肿鉴别，鉴别诊断已如前述，阴道囊肿的确诊最后需靠病理检查。

(五)治疗

通常不需要治疗，如有症状，可行囊肿摘除术，术后标本送病理检查。

第四节 阴 道 腺 病

一、概述

正常的阴道壁和宫颈鳞状上皮覆盖部不含有腺体。阴道腺病是指阴道壁和宫颈阴道部的表面或黏膜下结缔组织内出现腺体结构。

二、病因与发病率

阴道腺病的病因不明，一般认为母亲在妊娠时服用己烯雌酚(DES)，其女性后代在青春期可发生阴道腺病。但有一部分阴道腺病与己烯雌酚无关，患者其母在孕期无服用 DES 史，可能与青春期卵巢分泌的激素有关，或者与阴道内环境改变有关，碱性的阴道环境有利于阴道腺病的发生。

国内外报道的发生率相差较大，国外报道的发病率较高，在妊娠期尤其是妊娠 8 周以前服用 DES 者，其女性后代阴道腺病的发生率可达 30%～90%，国内报道阴道腺病占同期妇产科门诊患者的 0.21%。明显低于国外报道的发病率，但均无 DES 史。

三、组织发生

阴道腺病的腺上皮来源于苗勒氏管上皮的残余，发生机制可能有以下几种。

(1)对于有 DES 史者，受母体应用 DES 的影响，使副中肾管的尾段上皮与泌尿生殖窦上皮转化为成熟的鳞状上皮受到影响，部分腺上皮保留下来而发生阴道腺病。

(2)对于无 DES 史者，可能由于胚胎发育的某种原因，阴道黏膜下潜伏副中肾管上皮，在一些因素的促进下，产生阴道腺病。

(3)少数医生认为，阴道腺病是由鳞状上皮基底细胞异常分化而来。

四、病理检查

1. 大体检查

可将阴道腺病分为 4 种类型。

(1)隐匿型：阴道黏膜表面无异常表现，但阴道黏膜含有腺体组织，仅在活组织检查时才能发现。

(2)囊肿型：阴道黏膜内有一个或多个大小不等的囊肿结构，囊内含有黏液，组织学上显示副中肾管上皮特点。

(3)腺瘤型：腺瘤腺上皮增生向外生长，形成阴道肿物如息肉状。

(4)斑点型：阴道黏膜表现为红色斑点、颗粒或糜烂状。此型腺腔与阴道相通，对碘不着色。

2. 显微镜检查

腺上皮可呈现3种形态表现。

(1)类似宫颈内膜，腺上皮呈高柱状，最多见。

(2)类似子宫内膜腺上皮细胞，但无内膜间质，可与阴道的子宫内膜异位症相区别。

(3)类似输卵管上皮细胞，较少见。

腺病累及的表层鳞状上皮主要由缺乏糖原的基底细胞和棘细胞组成，因而使碘不着色。

五、诊断要点

(一)病史

应详细询问在胚胎期有无接触DES史，如有DES史，对诊断有帮助。

(二)症状

可有白带增多，阴道血性分泌物，性交不适，接触性出血，但应注意多数患者常无任何症状。

(三)体征

妇科检查见阴道黏膜可出现糜烂、红色斑点、溃疡、息肉突起等改变，宫颈可呈鸡冠状或宫颈外翻，触诊时可发现阴道横嵴、阴道黏膜下硬结节及砂粒样病灶。

(四)辅助检查

1. 细胞学检查

对阴道腺病的诊断意义不大，但对上皮不典型增生的诊断、随访及早期发现癌变有帮助。

2. 阴道镜

阴道镜下可见病变处有宫颈表面的转换区，腺体开口，腺囊肿或柱状上皮岛。可见到白色上皮、红色斑点、镶嵌的血管网及不典型病变区。阴道镜对选择活检部位，病变随访，早期发现上皮不典型增生及癌变有很大帮助。

3. 活组织检查

是阴道腺病的确诊方法，活检时应作多点活检。

六、鉴别诊断

(一)中肾管囊肿

阴道腺病的囊肿型有时需与中肾管囊肿鉴别，中肾管囊肿多位于阴道的前侧壁，其上皮细胞缺乏黏液和糖原，黏液组化染色呈阴性。

(二)阴道子宫内膜异位症

病变突出于阴道壁表面，有时呈暗红色，镜下可见到子宫内膜腺体及间质成分，腺腔内常有陈旧性出血，而阴道腺病仅有子宫内膜腺体，而无间质。

七、治疗

对无症状者，不需治疗，但因有恶变的可能，需要密切随访，每6～12月随访1次。阴道细胞学及阴道镜检查，如有异常即作活检，对有症状者采取以下治疗方法。

(一)积极治疗并发症

如滴虫性阴道炎、霉菌性阴道炎应积极治疗。

(二)增加阴道酸度

使阴道pH值在1.8～2.4，采用局部冲洗、坐浴或硼酸粉剂(8～10g)坐浴，保持阴道酸性环境，以促进柱状上皮鳞化，病灶自然愈合。

(三)烧灼、冷冻

可用微波、激光、硝酸银等烧灼或冷冻治疗。

第五节　阴道实性良性肿瘤

阴道实性良性肿瘤包括乳头状瘤、平滑肌瘤等。其发病原因尚不明了。可能与慢性感染的刺激、结缔组织增生、阴道壁内肌组织或血管壁内肌组织的平滑肌细胞增生有关。

一、诊断要点

(一)乳头状瘤

(1)一般无症状，合并感染时阴道分泌物增多，或少量血性白带。

(2)妇科检查：阴道内可见小菜花状突起的肿物，系由许多小乳头组成。色白，质脆，触之能脱落，有时可合并存在尖锐湿疣。

(3)病理活检：阴道黏膜下鳞状上皮向外呈乳头状增生，伴有不完全角化及过度角化。

(二)纤维瘤

(1)肿瘤小时无症状，较大时可有阻塞感及性交障碍；若肿瘤位于阴道前庭，可有排尿不畅及阴道刺激症状。

(2)妇科检查：阴道前壁可见1～2cm的有蒂肿物，单发，质硬，表面光滑，可活动。如合并感染，则有坏死、破溃。

(3)病理检查：镜下可见增生的纤维结缔组织，伴以少量肌纤维，属良性。

(三)平滑肌瘤

(1)一般无症状，较大时，有下坠、阻塞感及性生活障碍。合并感染时分泌物增多。

(2)妇科检查：阴道前壁黏膜下有结节或息肉状肿物，单发或多发，大小不一，质硬。合并感染时，表面坏死、溃疡。

(3)病理活检：镜下可见增生的平滑肌纤维及纤维结缔组织。

二、鉴别诊断

阴道实性良性肿瘤应与下列疾病相鉴别。

(一)尖锐湿疣

常有外阴处病变，自觉瘙痒，局部涂片或活检可找到空泡细胞。

(二)阴道原发性癌

肿瘤出现坏死或溃疡时主要根据病理活检鉴别。

三种类型的良性肿瘤的鉴别可根据好发部位、形状、质地鉴别，但确诊需病理活检。

三、治疗

(1)冷冻、电灼适用于乳头瘤。

(2)局部病灶切除适用于三型实性肿瘤。

(3)抗生素如合并感染时，可选用以下药物。①青霉素。80 万 U/次，3 次/d，肌注，皮试阴性后使用。②氨苄西林胶囊。0.5g/次，3 次/d，口服。③氨苄青霉素胶囊。0.5g/次，3 次/d，口服。④甲硝唑。200mg/次，3 次/d，口服。

四、注意事项

(1)手术切除时注意防止膀胱、尿道、直肠的损伤。

(2)标本应送病理检查以排除恶性肿瘤。

(3)各类治疗前应做宫颈防癌涂片检查。

第六节　阴 道 癌

阴道癌有原发性及继发性两种，以继发性阴道癌多见。继发性阴道癌的治疗，常为原发癌整体治疗的一部分，原发性阴道癌包括鳞状细胞癌及腺癌，以鳞状细胞癌多见，占阴道癌的 90%，腺癌占 5%～10%。

一、原发性阴道鳞状细胞癌

(一)概述

原发性阴道鳞状细胞癌较少见，仅占女性生殖道恶性肿瘤 1%～2%。此肿瘤以老年妇女多见，国外报道平均发病年龄为 65 岁。国内报道发病年龄的高峰在 40～59 岁。

(二)病因

本病的病因不清楚，可能与阴道黏膜受到长期刺激或损伤有关，如子宫脱垂佩戴子宫托、阴道壁膨出、阴道慢性炎症、阴道白斑等。近年来，女性下生殖道 HPV 感染与生殖道癌的发生引起人们的关注，HPV 感染与阴道癌之间的关系，需要进一步研究。

(三)组织发生

原发性阴道鳞状细胞癌来源于阴道的鳞状上皮，可以由阴道上皮内瘤样病变进展而来，阴道内上皮瘤变 VAIN 包括阴道鳞状上皮的不典型增生及原位癌，VAIN 可分为三级，Ⅰ级为阴道上皮轻度不典型增生，即异型细胞局限在上皮的下 1/3；Ⅱ级为阴道上皮中度不典型增生，即异型细胞占据上皮层的下 2/3；Ⅲ级为阴道上皮的重度不典型增生及原位癌，即异型细胞占据上皮超过下 2/3 或已达全层，但未穿破基底膜。

(四)病理检查

1. 大体检查

大体检查可分为 3 种类型。

(1)菜花型一外生型：最常见，多发生在阴道后壁上 1/3，灰白色，质稍硬，易出血、很少向内浸润，癌细胞多呈高分化，预后较好。

(2)结节型一内生型：多发生在阴道前壁，肿瘤向黏膜下浸润，呈硬节状，表面隆起，可向阴道周围浸润，以致阴道壁僵硬，病灶中心可出现坏死，溃疡，预后较差。

(3)表层型一黏膜型：较少见，病灶长时间局限在阴道黏膜，发展缓慢。此型常为多灶性病变，早期发现预后较好。

2. 显微镜检查

多为中分化鳞癌，含少量角化珠，有角化不良细胞和细胞间桥。

(五)转移途径

由于阴道壁薄，黏膜下结缔组织疏松，并且阴道壁的血管、淋巴管丰富，有利于癌的生长及扩散，阴道癌的转移途径主要有直接浸润及淋巴转移。

1. 直接浸润

向前累及膀胱、尿道，向后累及直肠及直肠旁，向上累及宫颈，向下累及外阴，向两侧累及阴道旁组织。

2. 淋巴转移

病灶位于阴道上 1/3 者，转移途径与宫颈癌相同，可转移至髂内，闭孔、骶前淋巴结。病灶位于阴道下 1/3 者，转移途径与外阴癌相同，可转移至腹股沟淋巴结。病灶位于中 1/3 者，则同时具有阴道上 1/3 及下 1/3 的转移特点。

3. 血行转移

少见，发生于晚期。

(六)诊断要点

1. 病史

阴道黏膜长期慢性炎症刺激病史。

2. 症状

在病变的早期，尤其 VAIN 时可无症状或仅表现为性交后血性分泌物或少量出血，随着病变的进展，可出现以下症状：

(1)阴道出血：绝经前患者可表现为不规则阴道出血，绝经后患者表现为绝经后出血，流血时间可长、可短，流血量或多或少，但多为接触性出血。

(2)阴道排液：阴道排液可为水样、米汤样或混有血液，排液主要与肿瘤组织坏死、感染有关。

(3)疼痛：与肿瘤大小及组织反应有关。

(4)压迫症状：晚期可出现压迫症状，如压迫膀胱、尿道可出现尿急、尿频、血尿。压迫直肠可出现排便困难、里急后重，穿透直肠可出现便血。

(5)恶病质：晚期癌表现。

3. 体征

妇科检查时可看到或扪及肿瘤。外生型肿瘤由阴道壁向阴道腔呈菜花状突出，触之易出血，并可伴有坏死、感染，体征较明显。而结节型由于向阴道黏膜下生长，有时阴道壁表面变化不大，但触诊时感觉阴道壁僵硬。表层型应注意病灶的多中心性。

4. 辅助检查

(1)阴道细胞学检查：对阴道检查的可疑区域行阴道细胞学检查，可作为初筛的方法之一。

(2)阴道镜检查：对早期病变有价值，可发现阴道上皮有白色、镶嵌、点状等异常上皮和异常血管病变区。

(3)活体组织检查：在碘试验的不着色区及阴道镜下做活体组织检查，可提高阳性检出率。由于临床上继发性阴道癌比较多见，因此要诊断原发性阴道癌需符合以下条件：①癌灶局限于阴道。②宫颈完整，活体组织检查证实无癌存在。③其他部位无原发性肿瘤依据。

(七)鉴别诊断

原发性阴道癌需同继发性阴道癌相鉴别，并确定病灶是否原发于阴道上皮或来自宫颈、尿道、外阴、前庭大腺、宫体、卵巢、直肠、膀胱等部位。此外还需同良性疾病相鉴别，如结核性溃疡、梅毒性溃疡、腺病、子宫内膜异位症、外伤性溃疡等，必要时行活检进行鉴别诊断。

(八)治疗

1. VAIN 的治疗

主要以局部治疗为主，但在治疗前应排除外浸润癌，可行局部电凝或 CO_2 激光治疗，或采用 5%氟尿嘧啶(5-FU)霜剂局部应用，每日 1 次连用 5d，8～12d 后复查，观察治疗效果。如仍有病灶，继续应用一个疗程，如无效则改用其他治疗方法。根据病变范围及部位也可选择手术治疗。如病灶仅累及阴道穹隆小部分组织可行全子宫切除及局部阴道穹隆切除。如为其他部位的小病灶，可选择局部病灶切除术，如病变累及大部或全部阴道，可行部分阴道切除术或全阴道切除术，或行放射治疗。

2. 阴道浸润癌的治疗

阴道浸润癌的治疗以放疗和手术为主，或两者联合应用。由于阴道癌毗邻膀胱和直肠，就诊时多为中、晚期，治疗比较困难。

(1)放射治疗：各种阴道癌均可行放射治疗，包括阴道腔内放疗及体外放疗。腔内治疗主要是针对阴道内原发灶及其周围浸润区。阴道腔内放疗应根据癌灶的位置、范围及深度选用放疗方法。可采用模型敷贴，组织内插植、阴道限线筒照射，后装式腔内放疗等，可参考以下方法：①癌灶位于阴道上 1/3 者，与宫颈癌放疗方法类似。阴道腔内肿瘤基底放射剂量 70Cy/4～5 周左右，每周治疗 1 次。②癌灶位于阴道下 1/3，且肿瘤较局限者，可采用镭针，(^{60}Co 针或其他放射源)作阴道原发灶的组织间插植，肿瘤放射总剂量为 70～80Gy/7d 内；或者采用阴道腔内后装治疗，肿瘤放射剂量给予 70Gy/5～6 周。③癌灶位于阴道中 1/3 者，可选用后装腔内放射或模型敷贴，肿瘤放射剂量 70Gy 左右。

体外放疗主要是针对阴道旁组织、盆壁及其所属的淋巴区进行照射。可采用 ^{60}Co、加速器等。对阴道浸润癌应常规给予体外照射，照射范围应根据病灶位置决定。若癌灶位于阴道上 1/3，体外放疗同宫颈癌，采用盆腔四野照射，剂量为 40～50Cy。如癌灶位于阴道中、下 1/3 段，应同时将盆骼、腹股沟区包入放射野，照射面积较一般宫颈癌常规体外放疗的放射野为大，肿瘤放射剂量 40～50Gy/5～6 周。

(2)手术治疗：手术治疗主要适用于原位癌及较早期的病例(Ⅰ、Ⅱ期)和部分Ⅳ期仅累及膀胱或直肠的病例。手术切除范围应根据病灶的位置及浸润的深度而定。对位于阴道上1/3处的原位癌，可行单纯子宫切除加阴道上段切除。阴道中、下段原位癌因手术损伤大，不宜采用手术治疗，可选用放疗。对于Ⅰ期及Ⅱ期病例，病灶位于阴道上1/3者，可按宫颈癌根治术式行广泛性全子宫切除和阴道上2/5切除术及盆腔淋巴结清扫术。病灶位于阴道下1/3者，可作外阴广泛切除及阴道下1/3切除，必要时同时作盆髂淋巴结及腹股沟淋巴结清扫术。对于病灶位于阴道中1/3者，可行全阴道切除术、广泛性全子宫切除术及盆腔淋巴结清扫术，因手术创伤大，要选择合适的病例施行此手术。对于部分Ⅳ期仅累及膀胱或直肠、患者年轻、体质好，可行盆腔内脏清除术。即在阴道手术同时切除受累膀胱、直肠，行结肠造瘘或尿路改道。关于盆腔内脏清除术是否可改善患者的生存率，国内外尚有争论，多因手术范围太大，患者生存质量低，而不被患者所接受。

(3)化疗：可作为辅助治疗手段。常用的化疗药物有顺铂、平阳霉素、阿霉素、环磷酰胺、长春新碱等。化疗可以静脉给药，也可行动脉灌注治疗，以盆腔动脉灌注化疗为好，可与手术或放疗联合使用。

(4)综合治疗及治疗方法的选择：阴道癌的主要治疗方法有放疗及手术，如何选择治疗方法或两者联合应用，可参考以下意见。①病灶位于阴道上1/3者。早期可行手术治疗，即行广泛性全子宫切除加盆腔淋巴结清扫术，加部分阴道切除术，术后根据情况决定是否行体外放疗。晚期行放射治疗(包括腔内及体外照射)或先行化疗再行放疗。②病灶位于中1/3者。以放疗为主，如病灶较小，肿瘤直径小于2cm时，可行组织间插植放疗。如患者年轻，一般情况好，也可行全阴道切除术。对病灶较大者，可先行体外放疗，待病灶缩小后行腔内放疗，也可先行化疗后再行放疗。③病灶位于下1/3者。以手术治疗为主，对病灶较大者，可先行体外放疗，待肿瘤缩小后，行阴道腔内放疗或手术切除。

(九)预后

阴道癌总的5年生存率为50%。阴道癌的预后与分期、原发部位及治疗方法有关。Ⅰ期5年生存率为85%，Ⅱ期为55%～65%，Ⅲ期为30%～35%，Ⅳ期为5%～10%。病灶在后穹隆部位，因较少累及邻近脏器及盆腔淋巴结，预后相对较好，而位于阴道下1/3的肿瘤，则容易侵犯邻近器官，且易有盆腔及腹股沟淋巴结转移，5年生存率很低。总之，阴道癌的预后较宫颈癌、宫体癌较差，因此，临床应注意在防癌普查时，同时应注意阴道有无异常，以便早期发现阴道癌，及时治疗，改善预后。

二、阴道透明细胞腺癌

(一)概述

原发阴道透明细胞腺癌是一种极少见的阴道恶性肿瘤，可发生于幼女、年轻妇女及老年妇女，但多见于年轻妇女。其组织来源为残留的中肾管、副中肾管或异位的子宫内膜。其发病原因可能与胚胎发育期母亲服用DES导致阴道腺病，进而恶变形成阴道透明细胞腺癌。但也有少部分患者并无DES接触史，其病因不明。

(二)病理检查

1. 大体病理

肿瘤可呈结节状、息肉状或扁平斑，质地硬脆，可伴有溃疡，肿瘤大小不等，小者仅

1mm，大者可达 10cm。

2. 显微镜检查

镜下见癌细胞胞浆透明，核呈鞋钉状，细胞结构可呈管囊型、实片型、乳头型、子宫内膜样型等。

(三)转移途径及分期

同阴道鳞状细胞癌。

(四)诊断要点

1. 病史

胚胎期母亲服用 DES 史。

2. 发病年龄

多在 20 岁左右。

3. 症状

可表现为阴道出血和阴道排液。

4. 体征

妇科检查见病变多位于阴道前壁上 1/3，大小不一，肿瘤一般比较表浅，呈息肉状、结节状、扁平斑，表面可有溃疡形成，质硬。

5. 辅助检查

(1)阴道脱落细胞学检查：可发现异常细胞。

(2)阴道镜检查：可明确病变累及阴道的范围，协助选取活检部位。

(3)活体组织检查：为确诊方法。

(五)鉴别诊断

本病需与阴道腺病及其他阴道恶性肿瘤鉴别，活体组织检查为最后确诊的方法。

(六)治疗

1. 手术治疗

用于早期(Ⅰ、Ⅱ期)病例，病灶位于阴道上 1/3，可行广泛性子宫切除、阴道上段切除术及盆腔淋巴结清扫术；如病变侵犯阴道下 2/3，除行广泛性全子宫切除术、盆腔淋巴结清扫术外，应行全阴道切除术。

2. 放射治疗

Ⅱ期及Ⅱ期以上的病例可行放射治疗，放射治疗可参照阴道鳞状细胞癌。

3. 化疗

常用药物有环磷酰胺，长春新碱、5-FU、氨甲蝶呤等，因病例数太少，疗效不肯定。

(七)预后

预后与肿瘤期别、病灶部位、淋巴结有无转移有关。据报道，总的 5 年生存率为 80%，其中Ⅰ期为 87%，Ⅱ期为 76%，Ⅲ期为 30%，阴道上段病变较下段预后好，淋巴结有转移者预后差。

第七节 阴道肉瘤

阴道肉瘤极为罕见，仅占阴道恶性肿瘤的2%以下，包括平滑肌肉瘤、纤维肉瘤、葡萄状肉瘤。

一、平滑肌肉瘤

(一)概述

平滑肌肉瘤可发生于任何年龄，但40岁以上者多见，肿瘤可位于阴道任何部位，但常见于阴道后壁，肿瘤的性状与身体其他部位的平滑肌肉瘤相似，开始为小的黏膜下硬结，表面黏膜完整，随病情发展，可穿透黏膜，呈乳头状、菜花状，也可形成溃疡。

(二)病理检查

1. 大体检查

肿瘤大小不一，直径3～10cm，瘤体质地较硬，切面呈灰红色，可有出血。

2. 显微镜检

镜下可见圆形细胞、梭形细胞及混合性3种类型，其中以梭形细胞肉瘤为最常见，核异型明显，分裂象多，一般认为分裂象超过5个/10高倍视野，可考虑为平滑肌肉瘤。

(三)转移途径

平滑肌肉瘤生长快，可较迅速地直接浸润邻近脏器，还可通过淋巴及血行转移至区域引流淋巴结及远处器官。

(四)分期

同阴道鳞状细胞癌。

(五)诊断要点

1. 病史

约1/3患者有盆腔放射治疗史。

2. 发病年龄

以10～60岁多见。

3. 症状

早期无临床症状，随着病情进展可出现白带增多，阴道不规则出血，阴道胀痛及阴道下坠感，性生活不适等。如肿瘤压迫或侵犯膀胱、直肠可致排尿、排便困难。

4. 体征

妇科检查可见阴道壁肿物，多位于阴道上1/3，肿物呈结节状，或呈浸润状硬块，阴道壁坚硬、狭窄，表面可有溃疡、坏死。

5. 辅助检查

活体组织检查可确诊。

(六)治疗

由于肉瘤的恶性度高，手术、放疗、化疗疗效均差。目前的治疗原则是手术为主，化疗为辅，放疗疗效不佳，有人主张术后可以试用放疗。总之此病的预后极差，多数在5年内死亡。

二、胚胎性横纹肌肉瘤

(一)概述

胚胎性横纹肌肉瘤过去亦称之为葡萄状肉瘤或中胚叶混合瘤，恶性度极高。幼女及青春期女孩均可发病，但以幼女多见，尤其在2岁以内，据报道5岁以下发病者占85%～90%，而2岁以下发病者占50%～66%。

(二)组织发生

有关胚胎性横纹肌肉瘤的组织起源不清楚，有人认为系苗勒氏管发育异常所致，也有人认为来源于成熟肌源组织，或者来源于具有迷走分化能力的中胚叶组织(过去称之为中胚叶混合瘤)，在肉瘤成分中可见到中胚叶成分，尤其是胚胎性横纹肌。因此称之为胚胎性横纹肌肉瘤。

(三)病理检查

1.大体检查

肿瘤好发于阴道前壁下2/3处，呈有蒂或无蒂的息肉样组织，远端膨大为圆形水泡状物，形似一串葡萄突向阴道，甚至突出于阴道口外，因此亦称为葡萄状肉瘤，肿瘤呈淡红色或紫红色，质软，切面呈灰白或呈半透明黏液状，可有出血及坏死。

2.显微镜检

镜下可见肿瘤表面被覆正常阴道上皮，肿瘤由横纹肌细胞、星形或梭形细胞组成，核异型明显。

(四)转移途径

1.局部浸润

胚胎性横纹肌肉瘤以局部浸润为主，肿瘤恶性程度高，可迅速向四周蔓延。由于肿瘤多发生在阴道前壁，阴道前壁筋膜的下1/3与膀胱筋膜紧密融合，其间无间隙，故早期即可侵及膀胱后壁。发生在阴道后壁者由于有直肠阴道隔的存在，故侵及直肠较晚。肿瘤亦可直接侵及阴道两侧，并可达子宫直肠窝。

2.淋巴转移

以区域淋巴为主，转移途径与阴道鳞状细胞癌相同。

3.血行转移

晚期病例可出现血行转移。

(五)诊断要点

1.症状

婴幼儿女性出现阴道分泌物增多和阴道出血，发现阴道口有组织物脱出。如肿瘤侵犯膀胱或尿道可出现尿急、尿频、排尿困难或血尿。

2.体征

由于此病多发生于婴幼儿，阴道检查困难，可行一指检查，如必要时行轻度麻醉，用气管镜、尿道镜或其他内窥镜做阴道检查，可见肿瘤呈息肉状物突向阴道，或达阴道口外，肿瘤状似葡萄，表面光滑、淡红色、质软。盲肠指诊可了解阴道情况及阴道周围浸润情况。

3. 辅助检查

(1)活组织检查：凡婴幼儿发现阴道肿物均应行活组织检查以明确诊断。

(2)膀胱镜检查：可了解是否累及膀胱。

(六)鉴别诊断

阴道胚胎性横纹肌肉瘤需与先天性阴道囊肿、阴道良性息肉、处女膜息肉鉴别，鉴别诊断主要依靠活体组织检查。阴道异物也可表现为阴道出血及分泌物增多，应仔细询问病史，阴道检查发现异物即可确诊。

(七)治疗

胚胎性横纹肌肉瘤的恶性程度高，多数在出现症状后数月内死亡，各种治疗方法均不理想，主要的治疗方法有手术、化疗，目前手术及化疗的联合应用受到了人们的重视。

1. 手术治疗

21 世纪 70 年代前，主张子宫、阴道切除术、盆腔淋巴结清扫术及全盆腔脏器清扫术，虽然手术较彻底，但手术并发症发生率及死亡率均较高。目前治疗趋势是行子宫及阴道切除术和盆腔淋巴结清扫术，术后辅以化疗及放疗。由于肿瘤的转移以局部浸润及淋巴转移为主，很少累及卵巢，为提高患者的生存质量，手术时可保留卵巢。如术后需放疗，术中可将卵巢移植，躲开放射区。

2. 化疗

化疗常作为综合治疗的一个方法。常用化疗方案有 VAC 及 PVB。化疗可与手术联合应用，术前给予化疗，常可使肿物缩小，有利于手术操作，术后继续给予化疗，可提高手术疗效。化疗也可与放疗联合应用。

3. 放射治疗

放射治疗对胚胎性横纹肌肉瘤有一定疗效，但由于婴幼儿正值发育期，肿瘤周围正常组织对放射线敏感性高，极易引起功能障碍。近年由于放疗设备及技术的改进，使放疗的并发症减少，提高放疗效果。

由于胚胎性横纹肌肉瘤多发生在婴幼儿，家属多希望在不影响治疗效果的情况下，缩小手术范围，尽量维持脏器功能。术前或术后辅以化疗，在治疗方法中的地位日渐重要。

(八)预后

预后极差，5 年生存率 15%左右，多在 2 年内死亡。

第八节 子 宫 肌 瘤

一、概念与概述

子宫肌瘤是女性生殖系统最常见的良性肿瘤，多见于 30～50 岁之间的妇女。由于很多患者无症状，或肌瘤较小不易发现，因此，临床报告肌瘤的发生率仅为 4%～11%，低于实际发生率。子宫肌瘤确切的发病因素尚不清楚，一般认为主要与女性激素刺激有关。近年来研究还发现，子宫肌瘤的发生与孕激素、生长激素也有一定关系。

二、分类

按肌瘤生长的部位可分为子宫体肌瘤和宫颈肌瘤，前者占92%，后者仅占8%。子宫体肌瘤可向不同的方向生长，根据其发展过程中与子宫肌壁的关系分为以下三类。

(一)肌壁间子宫肌瘤

最常见，占60%～70%。肌瘤位于宫肌壁内，周围均为肌层包围。

(二)浆膜下子宫肌瘤

这类肌瘤占20%。肌瘤向子宫体表面生长、突起，上面覆盖子宫浆膜层。若肌瘤继续向浆膜面生长，仅有一蒂与子宫肌壁相连，称带蒂的浆膜下肌瘤。宫体肌瘤向宫旁生长突入阔韧带前后叶之间，称为阔韧带肌瘤。

(三)黏膜下肌瘤

临床较少见，约占10%。肌瘤向宫腔方向生长，突出于子宫腔，表面覆盖子宫黏膜，称为黏膜下肌瘤，黏膜下肌瘤易形成蒂，子宫收缩使肌瘤经宫颈逐渐排入阴道。子宫肌瘤大多数为多个，称为多发性子宫肌瘤，也可为单个肌瘤生长。

三、病理

(一)巨检

典型的肌瘤为实质性的球形结节，表面光滑，与周围肌组织有明显界限。肌瘤虽无包膜，但由于其周围的子宫肌层受压形成假包膜，切开假包膜后肌瘤突出于切面，肌瘤剖面呈灰白色漩涡状或编织状。纤维组织成分多者肌瘤质硬，肌细胞多者肌瘤偏软。

(二)镜检

肌瘤由平滑肌与纤维组织交叉排列组成，呈漩涡状。细胞呈梭形，大小均匀，核染色较深。

四、继发变性

肌瘤失去原有典型结构和外观时，称为继发变性，可分为良性和恶性两类。

(一)良性变性

1. 玻璃样变

最多见，肌瘤部分组织水肿变软，剖面漩涡结构消失，代之以均匀的透明样物质，色苍白。镜下见病变区肌细胞消失，呈均匀粉红色无结构状，与周围无变性区边界明显。

2. 囊性变

常继发于玻璃样变，组织液化，形成多个囊腔，也可融合成一个大囊腔。囊内含清澈无色液体，并可自然凝固成胶胨状。囊壁由透明变性的肌瘤组织构成。

3. 红色变性

多发于妊娠期或产褥期，其发生原因尚不清。肌瘤体积迅速增大，发生血管破裂，血红蛋白渗入瘤组织，故剖面呈暗红色，如同半熟烤牛肉，有腥臭味，完全失去原漩涡状结构。

其他良性变性还有脂肪变性、钙化等。

(二)恶性变

恶性变即为肉瘤变，占子宫肌瘤的0.4%～0.8%。恶变后肌瘤组织脆而软，与周围界限不清，切面漩涡状结构消失，呈灰黄色，似生鱼肉，多见于生长时间长、生长较快与较大的肌瘤。对子宫迅速增大或伴不规则阴道流血者，考虑有恶变可能。

五、临床表现

(一)症状

肌瘤的典型症状为月经过多和继发贫血，但多数患者无症状，仅于盆腔检查时发现。症状与肌瘤的生长部位、生长速度及有无变性有关。

1. 阴道流血

为肌瘤患者的主要症状。浆膜下肌瘤常无出血，黏膜下肌瘤及肌壁间肌瘤表现为月经量过多，经期延长。黏膜下肌瘤若伴有坏死、溃疡，则表现为不规则阴道流血。

2. 腹部包块

偶然情况下扪及包块。包块常位于下腹正中，质地硬，形态可不规则。

3. 白带增多

肌瘤使子宫腔面积增大，内膜腺体分泌旺盛，故白带增多。黏膜下肌瘤表面感染、坏死，可产生大量脓血性排液。

4. 腹痛、腰酸

一般情况下不引起疼痛，较大肌瘤引起盆腔淤血，出现下腹部坠胀及腰骶部酸痛，经期由于盆腔充血，症状更加明显。浆膜下肌瘤发生蒂扭转时，可出现急性腹痛。肌瘤红色变性时可出现剧烈疼痛，伴恶心、呕吐、发热、白细胞升高。

5. 压迫症状

压迫膀胱可发生尿频、尿急，压迫尿道可发生排尿困难或者尿潴留，压迫直肠可发生便秘等。

6. 不孕

占25%～40%，肌瘤改变宫腔形态，妨碍孕卵着床。

7. 全身症状

出血多者有头晕、全身乏力、心悸、面色苍白等继发性贫血表现。

(二)体征

1. 腹部检查

较大的肌瘤可升至腹腔，腹部检查可扪及肿物，一般居下腹部正中，质硬，表面不规则，与周围组织界限清。

2. 盆腔检查

由于肌瘤生长的部位不同，检查结果各异。

(1)浆膜下肌瘤：肌瘤不规则增大，表面呈结节状。带蒂肌瘤有细蒂与子宫体相连，可活动；阔韧带肌瘤位于子宫一侧，与子宫分不开，常把子宫推向对侧。

(2)肌壁间肌瘤：子宫呈均匀性增大，肌瘤较大时，可在子宫表面摸到突起结节或球形肿块，质硬。

(3)黏膜下肌瘤：窥器撑开阴道后，可见带蒂的黏膜下肌瘤脱出于宫颈口外，质实，表面被充血暗红的黏膜包围，可有溃疡及继发感染坏死。宫口较松，手指在宫颈管可触到肿瘤蒂部。如肌瘤尚未脱出宫口外，只能扪及子宫略呈均匀增大，而不能摸到瘤体。

六、诊断及鉴别诊断

根据经量增多及检查时子宫增大，诊断多无困难。对不能确诊者通过探测宫腔、子宫碘油造影、B 超检查、宫腔镜及腹腔镜检查等协助诊断。

子宫肌瘤常易与下列疾病相混淆，需加以鉴别。

(一)妊娠子宫

子宫肌瘤透明变性或囊性变时质地较软，可被误认为妊娠子宫，尤其是 40～50 岁高龄孕妇。如忽视病史询问，亦可能将妊娠子宫误诊为子宫肌瘤。已婚生育期妇女有停经史、早孕反应史，结合尿 hCG 测定、B 超检查一般不难诊断。

(二)卵巢肿瘤

多为囊性或囊实性，位于下腹一侧，可与子宫分开，亦可为双侧，很少有月经改变。而子宫肌瘤质硬、位于下腹正中，随子宫移动，常有月经改变。必要时可用 B 超、腹腔镜检查明确诊断。

(三)盆腔炎性包块

盆腔炎性包块与子宫紧密粘连，患者常有生殖道感染史。检查时包块固定有压痛，质地较肌瘤软，B 超检查有助于诊断。抗炎治疗后症状、体征好转。

此外，子宫肌瘤应与子宫腺肌病、子宫肥大症、子宫畸形、宫颈癌等疾病相鉴别。

七、处理

应根据患者年龄、生育要求、肌瘤大小和部位、有无合并症及子宫出血程度等情况综合考虑。

(一)随访观察

围绝经期妇女，如肌瘤小、无自觉症状，一般不需治疗，可每 3～6 个月随访检查一次。

(二)药物治疗

肌瘤不超过 8 周妊娠子宫大小，症状轻，近绝经年龄，或全身情况不能承受手术者，可给药物保守治疗。

1. 雄激素

抗雌激素，使子宫内膜萎缩，减少出血，使近绝经期妇女提前绝经。常用药物有甲睾酮及丙酸睾酮。每月总量不超过 300mg，以免引起男性化。

2. 黄体生成素释放激素类似物（LHRH-α）

用于治疗与雌激素有关的疾病包括子宫肌瘤。使用后患者经量减少或闭经，肌瘤缩小，但停药后肌瘤常又逐渐增大，目前主要作为术前的辅助治疗或近绝经患者的治疗。

3. 米非司酮

作为抗孕激素药物近年用于子宫肌瘤治疗，也可作为术前辅助治疗或近绝经患者的治疗。

4. 其他药物

月经量多时可使用子宫收缩剂及其他止血补血药物。

(三)手术治疗

1. 手术适应证

月经量过多造成贫血、保守治疗无效者；妇科检查子宫超过孕 10 周大小；黏膜下肌瘤；肿瘤压迫膀胱或直肠出现压迫症状者；短期内肿瘤生长迅速或疑有恶变者；肌瘤影响生育功能，患者有生育要求者。

2. 手术方式

(1)经阴道肌瘤摘除术：突出于阴道内的黏膜下肌瘤可经阴道摘除，对位于宫腔内的黏膜下肌瘤，部分病例可在宫腔镜下行电切术。

(2)经腹肌瘤摘除术：适用于年轻、希望生育且输卵管通畅，浆膜下、肌壁间单个或数量较少的肌瘤患者。

(3)子宫切除术：对肌瘤较大，症状明显，经药物治疗无效，不需保留生育功能或怀疑恶变者，可行子宫全切术。切除宫颈有困难者也可行子宫全切术。

八、护理措施

(一)生活护理

(1)保持充足睡眠、合理营养，纠正贫血；鼓励早期下床活动，有利胃肠功能恢复。

(2)保持会阴清洁干燥，勤换消毒卫生垫。

(二)病情监测

(1)密切观察患者生命体征，注意阴道流血及腹痛情况。

(2)观察手术切口有无异常，体温有无升高；患者用药后有无异常反应。

(3)定期检查，监测肌瘤生长情况，根据病情变化调整处理方案。

(三)心理护理及健康教育

及时与患者及其家属沟通，宣传有关医学知识，以消除患者思想顾虑，积极配合治疗。术后患者出院后 1 个月到门诊复查，术后 3 个月内禁止性生活及重体力劳动。非手术患者按医嘱用药，每 3～6 个月复查 1 次，增强患者自我保护意识，定期接受妇科检查，及时发现病情变化，及时处理。

第九节　子宫内膜癌

一、概念及概述

子宫内膜癌又称子宫体癌，发生在子宫体的内膜。发病率在女性生殖道恶性肿瘤中仅次于宫颈癌居第二位，发病年龄在 58～61 岁，其平均发病年龄为 60 岁。

二、病因

子宫内膜癌的病因尚不清楚，可能与子宫内膜长期受雌激素刺激而无黄体酮对抗；体质因素如肥胖、高血压、糖尿病、不孕不育、绝经延迟；子宫内膜增生性病变；遗传因素等有关。

三、病理

(一)巨检

根据病变形态和范围分为两种类型。

1. 局限型

常发生于子宫底部，病灶常发生于部分黏膜，呈息肉状或小菜花状，表面有溃疡，易出血。

2. 弥漫型

在内膜内蔓延，子宫内膜大部分或全部被癌组织侵犯，使之增厚或呈不规则息肉状，质脆，色灰白或浅黄色，表面有出血及坏死。

(二)镜检

按组织细胞学特征分为以下类型：

1. 内膜样腺癌

最常见，占子宫内膜癌的80%～90%。

2. 浆液性乳头状腺癌

约占10%，恶性程度很高，常见于年老的晚期患者。

3. 透明细胞癌

约占4%，恶性程度较高，易早期转移。

4. 其他

包括鳞状细胞癌、黏液性癌。

四、转移途径

早期病变局限于子宫内膜。其特点为生长缓慢，转移较晚。转移途径主要是直接蔓延和淋巴转移，晚期可血行转移。

1. 直接蔓延

癌灶沿子宫内膜蔓延，可侵犯输卵管、卵巢以及盆腹腔，侵犯宫颈、阴道；侵犯肌层甚至浆膜并可广泛种植在盆腔腹膜、大网膜等。

2. 淋巴转移

为主要的转移途径。当癌灶浸润至深肌层，或扩散到宫颈管，或癌组织分化不良时，易发生淋巴转移。其转移途径与癌灶生长部位有关。

五、临床表现

(一)症状

极早期患者可无明显症状，一旦出现症状则可表现如下。

1. 阴道流血

是最重要和最早出现的症状，常在绝经后出血，血量不多。绝经前患者月经周期紊乱，表现为不规则出血或持续性出血。

2. 阴道排液

早期往往为浆液性或浆液血性白带，合并感染可出现脓性或脓血性排液，有恶臭。

3. 疼痛

晚期肿瘤可累及盆腔，引起剧烈疼痛，多为下腹及腰骶部疼痛，并可向腿部放射。

4. 全身症状

晚期患者可出现贫血、消瘦、恶病质、全身衰竭等。

(二)体征

早期患者妇科检查子宫为正常大小，稍晚子宫可增大变软。有时可扪及转移性结节或肿块。

六、诊断

对近绝经期有异常阴道流血、绝经后阴道流血或排液的妇女，特别是有高危因素者，应考虑到有子宫内膜癌的可能，需做以下检查以明确诊断。

(一)分段诊断性刮宫

确诊子宫内膜癌需根据病理检查结果，分段诊刮是最常用的刮取内膜的方法。先刮颈管，再刮子宫内膜，刮出物分别送病理检查。诊刮时操作要轻柔，以免引起穿孔，尤其是当刮出物为豆渣样组织，高度怀疑为子宫内膜癌时，只要组织已足够送病检，应停止操作。

(二)宫腔细胞学检查

用特制的宫腔吸管或宫腔刷放入宫腔，吸取分泌物做细胞学检查，可提高阳性率。可作为内膜癌的筛选手段。

(三)宫腔镜检查

宫腔镜可直接观察宫腔情况、估计肿瘤的范围，并可在直视下取材做组织学检查。

(四)B型超声检查

子宫增大，内膜增厚，失去线性结构，宫腔内有不规则回声增强光团，内膜与肌层边界模糊，内部回声不均。有时还可判断肌层浸润等情况。

(五)其他

有条件或必要时可选用 MRI、CT、血清 CA125 等检查，以协助诊断。

七、鉴别诊断

(1)功能性子宫出血、子宫黏膜下肌瘤、子宫内膜息肉均可有不规则阴道流血，诊刮及宫腔镜检查有助于与子宫内膜癌鉴别。

(2)宫颈癌也可有不规则阴道流血及白带增多，可靠妇科检查、宫颈刮片及活检鉴别。

(3)老年性阴道炎及老年性子宫内膜炎主要表现为血性白带，妇科检查见内、外生殖器萎缩，阴道壁充血或黏膜有散在出血点，宫腔镜检查可见子宫内膜变薄，有点片状出血。抗感染治疗有效。

八、处理

(一)手术治疗

是治疗子宫内膜癌的主要方法。术中应探查全腹并进行腹腔积液或腹腔洗液细胞学检查，并根据临床分期选择手术范围。对Ⅰ期癌选择行子宫全切术及双附件切除术。必要时行盆腔及腹主动脉旁淋巴结活检或清扫术。Ⅱ期癌应行广泛子宫切除术及双侧盆腔淋巴结、腹主动脉旁淋巴结清扫术。

(二)手术加放射治疗

Ⅰ期患者腹腔积液中找到癌细胞或深肌层有浸润、淋巴结可疑或已有转移，手术后都需加用放疗，以 ^{60}Co 或直线加速器外照射。Ⅱ、Ⅲ期癌根据病灶大小，术前可先行腔内或体外照射，灭活癌细胞，减少手术复发及远处转移的可能，放射治疗结束后1～2周内手术。体外照射结束后4周手术。

(三)放射治疗

包括 ^{60}Co、^{157}Cs(铯)腔内照射及 ^{60}Co、直线加速器体外照射。子宫内膜癌对放射线不太敏感，但对老年或有严重内科合并症不能耐受手术者以及晚期不宜手术者，可行放疗，仍有一定疗效。

(四)孕激素治疗

手术后有残余癌、复发或转移癌，宜加用孕激素治疗，可抑制癌细胞生长。常用的药物有己酸羟孕酮、甲羟孕酮及甲地孕酮。一般用较大的冲击量数周。以后逐渐减至维持量，维持1～2年。如甲羟孕酮每日200～400mg，每周治疗2次，至少用10～12周才可评价疗效。

(五)化学治疗

疗效不肯定。主要用于晚期不能手术或治疗后复发以及有高危因素患者的辅助治疗。常用的药物有顺铂、环磷酰胺、氟尿嘧啶、多柔比星(阿霉素)等。

九、随访与预后

完成治疗后应定期随访，了解有无复发。术后2年内，每3～6个月1次，术后3～5年内，每半年1次。

子宫内膜癌患者，Ⅰ期和Ⅱ期病例占80%，5年生存率约80%。

第十节 子 宫 肉 瘤

子宫肉瘤是一类来源于子宫内膜间质、结缔组织或平滑肌的子宫恶性肿瘤，好发于围绝经期妇女，多发生在40～60岁。临床十分少见，占妇科恶性肿瘤1%～3%，占子宫恶性肿瘤的2%～6%。子宫肉瘤虽少见，但组织成分繁杂，分类也繁多，主要有子宫平滑肌肉瘤、子宫内膜间质肉瘤和子宫恶性苗勒氏管混合瘤等。由于子宫肉瘤恶性程度高，预后较差，不易早期诊断，术后易复发，放射治疗和化学治疗不太敏感，故病死率高，其5年生存率为30%～50%。

一、组织发生及病理

根据组织来源，主要分为以下几种。

(一)平滑肌肉瘤

最多见，来自子宫肌层或子宫血管壁平滑肌纤维，也可由子宫肌瘤恶变而来，称子宫肌瘤肉瘤变性或恶变。巨检见肉瘤呈弥漫性生长，与子宫肌层无明显界限；肌瘤肉瘤变者常从中心开始向周围播散。剖面失去漩涡状结构，常呈均匀一片或鱼肉状，色灰黄，质地脆而软。50%以上见出血坏死。镜下见平滑肌细胞增生，细胞大小不一，排列紊乱，核异型，染色质多、深染且分布不均，核仁明显，有多核巨细胞，核分裂象超过 5/10HP 及有凝固性坏死。

(二)子宫内膜间质肉瘤

来自宫内膜间质细胞，分两类。

1. 低度恶性子宫内膜间质肉瘤

以往称淋巴管内间质异位等，较少见。巨检见子宫球状增大，剖面见子宫内膜层有息肉状肿块，鱼肉样，棕褐色至黄色，可有出血、坏死和囊性变。镜下见子宫内膜间质细胞高度增生并浸润肌层，细胞大小一致，呈圆形或小梭形，核分裂象不超过 3/10HP。

2. 高度恶性子宫内膜间质肉瘤

又称子宫内膜间质肉瘤，少见，恶性程度较高。巨检形似前者，但体积较大。镜下见内膜间质细胞呈梭形或多角形，大小不等，异形性明显，分裂象多，超过 10/10HP。

(三)恶性中胚叶混合瘤肿瘤

含肉瘤和腺癌两种成分，故又称癌肉瘤或恶性中胚叶混合瘤，较罕见的子宫恶性肿瘤，来自中胚叶。巨检见肿瘤从子宫内膜长出，向宫腔突出呈息肉样，多发性或分叶状，底部较宽或形成蒂状，质软，表面光滑或有溃烂，肿瘤切面呈鱼肉状，有出血和小囊腔，晚期浸润周围组织。镜下见癌(腺癌为主)和肉瘤两种成分混合存在。

二、临床表现

(一)症状

早期症状不明显，向宫腔内生长者，症状出现较早，随病情变化可出现以下症状。

1. 不规则阴道出血

是最常见的症状，量或多或少，系宫腔生长的肿瘤表面破溃所致。若合并感染坏死，可有大量脓性分泌物排出，内含组织碎片，味臭。肿瘤可自宫腔或宫颈脱至阴道内。

2. 下腹部块物

子宫肌瘤迅速增大，尤其是绝经后的患者，应考虑为恶性。

3. 压迫症状

晚期肿瘤向周围组织浸润，压迫周围组织，加上肿瘤生长迅速而出现下腹痛、腰痛等。压迫直肠、膀胱时出现相关脏器压迫症状。

4. 晚期癌症状

癌肿转移腹膜或大网膜时出现血性腹腔积液，晚期出现恶病质、消瘦、继发性贫血、发热等全身衰竭现象。

(二)体征

妇科检查：子宫增大，质软，表面不规则。有时宫口扩张，宫口内见赘生物或从宫口向阴道脱出的息肉样或葡萄状赘生物，呈暗红色，质脆，触之易出血。晚期肉瘤可浸润盆壁。

三、临床分期

常用国际抗癌协会(UICC)的分期法如下所述。

Ⅰ期：癌肿局限于宫体。

Ⅱ期：癌肿已浸润至宫颈。

Ⅲ期：癌肿已超出子宫范围，侵犯盆腔其他脏器及组织，但仍局限于盆腔。

Ⅳ期：癌肿超出盆腔范围，侵犯上腹腔或已有远处转移。

四、转移途径

有直接蔓延、淋巴转移及血行转移，其中以血行转移多见。

五、诊断

根据病史、症状、体征，怀疑有子宫肉瘤的可能。分段诊刮是有效的辅助诊断方法，刮出物送病理检查可确诊。但因子宫肉瘤组织复杂，刮出组织太少易误诊为腺癌；有时取材不当仅刮出坏死组织以致误诊或漏诊，若肌瘤位于肌层内，尚未侵犯子宫内膜，刮宫无法诊断，B型超声及CT等检查可协助诊断，但最后诊断必须根据病理切片检查结果。手术切除的子宫肌瘤标本也应逐个详细检查，可疑者应做快速病理检查以确诊。子宫肉瘤易转移至肺部，故应常规行胸部X线片。

六、治疗

治疗原则是以手术为主。Ⅰ期行全子宫及双侧附件切除术。宫颈肉瘤、子宫肉瘤Ⅱ期、癌肉瘤应行子宫广泛性切除术及盆腔及主动脉旁淋巴结切除术。根据病情早晚，术后加用化疗或放疗可提高疗效，恶性苗勒氏管混合瘤对放疗较敏感，手术加放疗疗效较好。目前对肉瘤化疗效果较好的药物有顺铂、阿霉素、异环磷酰胺等，常用三药联合方案。子宫恶性中胚叶混合瘤和高度恶性子宫内膜间质肉瘤对放疗敏感。低度恶性子宫内膜间质肉瘤含雌孕激素受体，孕激素治疗有一定疗效，通常用醋酸甲羟孕酮或甲地孕酮。

七、预后

子宫肌瘤肉瘤变的恶性程度一般较低，预后较好。恶性苗勒氏管混合瘤恶性程度高，预后差。子宫肉瘤的5年存活率仅为20%～30%。

第十一节　卵巢肿瘤

一、概述

卵巢肿瘤是常见女性生殖道肿瘤，其中卵巢恶性肿瘤的发病率在女性生殖道恶性肿瘤中占第二位，仅次于宫颈癌，但死亡率居首位。由于卵巢位于盆腔深部，不易扪及，待患者有自觉症状就诊时，70%以上的患者已属晚期，这些患者的5年生存率仅为30%左右。

卵巢肿瘤组织类型复杂。卵巢肿瘤在各种年龄均可发病，发生最多的为上皮性肿瘤，以50～55岁居多；其次为生殖细胞肿瘤，以年轻者为多。上皮性肿瘤又分为良性、交界性及恶性三种。另外卵巢肿瘤需与卵巢瘤样病变鉴别，在临床上诊断有一定困难。

二、卵巢肿瘤发病的高危因素

卵巢肿瘤病因尚不明确。目前认为有以下因素与卵巢肿瘤发生有关。

(1)流行病学特点表明种族间存在差异。

(2)环境因素：如工业污染、饮食中高胆固醇均可导致癌的发生。

(3)遗传因素：20%～25%卵巢恶性肿瘤患者有家族史。

(4)内分泌因素：两种学说认为与发生机制有关，即持续排卵学说及高促性腺激素学说。妊娠期停止排卵，卵巢上皮减少损伤；而卵巢癌患者平均妊娠次数低，反映持续排卵与卵巢肿瘤发生有一定关系。乳腺癌、子宫内膜癌合并卵巢癌较一般妇女发病率高 2～3 倍。

(5)卵巢肿瘤的发生可能与某些癌基因的激活，或抑癌基因的失活有关，已成为目前研究卵巢癌发病机制的重点。

三、卵巢上皮性肿瘤

卵巢上皮性肿瘤是卵巢肿瘤中最常见的一种，约占所有原发卵巢肿瘤的 2/3，发病年龄在 30～60 岁。由于卵巢表面上皮与腹腔间皮均来自原始体腔上皮，因此具有向各种苗勒氏管上皮分化的潜能，导致了卵巢上皮性肿瘤的多样性。常见的几种卵巢上皮性肿瘤的细胞特征，分别与苗勒氏管上皮所分化的组织上皮相符合。当向输卵管上皮分化，成为浆液性肿瘤；向宫颈黏膜分化，成为黏液性肿瘤；向子宫内膜分化，成为子宫内膜样肿瘤；向中肾管上皮分化，成为透明细胞肿瘤。上皮性肿瘤又分为良性、交界性及恶性三种，交界性介于良恶性之间，预后较恶性好，但又较良性差。

(一)卵巢良性上皮性肿瘤

1. 病理特点

(1)浆液性囊腺瘤：占卵巢良性肿瘤的 25%，常见于 30～40 岁的患者。肿瘤大小不一，表面光滑，多为单侧，也可有双侧性，囊内充满淡黄色液体。单纯型者多为单房，囊壁光滑；乳头型者常为多房，囊壁内可见乳头，偶也可见向囊外生长，此种情况必须详查有无恶性存在。前者恶变率为 35%，后者则可达 50%。镜下囊壁为单层立方或柱状上皮，间质内可见砂粒体。

(2)黏液性囊腺瘤：占卵巢良性肿瘤的 20%，多发生于生育年龄，少数儿童也可发生。囊壁厚，多为单侧、可生长较大，以至引起压迫症状。肿瘤剖面可见大小数目不等的多房。内容物呈胶冻样，为黏蛋白或糖蛋白。镜下见囊壁为单层高柱状上皮细胞，分泌黏液，胞核位于底部，富有胞浆。高柱状上皮之间有杯状细胞，与宫颈内膜及肠的黏液细胞相似，特殊染色可见嗜银细胞。此瘤恶变率为 5%～10%。

(3)卵巢勃勒纳瘤：占所有卵巢肿瘤的 0.5%～1.7%，绝大多数为良性。多位于皮质或皮质、髓质交界处，极少位于卵巢门。单侧多，实性为主，质地坚硬，表面灰白色，大小不一。无包膜，但周围受挤压的卵巢组织形成分界清楚的肿瘤境界。镜检以上皮细胞为主，圆形或多边形，胞浆丰富，核较小，常见明显核纵沟，呈咖啡豆样外观。

2. 临床表现

(1)症状：肿瘤较小时多无症状，生长至一定大小方出现。①腹胀。下腹不适、下坠感。②盆腹腔肿块。下腹部自行发现肿物，或自觉腹部增大、腰围变粗。③内分泌紊乱。可影响内分泌功能，出现月经紊乱，阴道不规则出血等。④压迫症状。有腹腔积液或肿瘤变大可引起排尿困难、排便困难等。⑤合并腹腔积液或肿瘤过大时可引起呼吸困难、心悸、下肢水肿。

(2)体征：①腹部隆起，并可触及肿瘤。②合并腹腔积液时，腹部叩诊有移动性浊音。

③妇科检查，子宫旁一侧或双侧可触及肿块，为囊性，边界清楚，表面光滑，蒂长时有活动度。

(3)并发症的临床表现：①蒂扭转。为常见并发症，10%卵巢肿瘤可出现蒂扭转。蒂部由卵巢固有韧带、骨盆漏斗韧带、部分阔韧带及输卵管构成。蒂扭转时，肿物缺血坏死，可引起继发感染或破裂。患者突然一侧下腹剧痛，常伴有恶心、呕吐，呈阵发性或持续性疼痛等。检查腹部压痛，可有轻度肌紧张及反跳痛。妇科检查，于患侧可扪及张力大的肿块，肿块表面尤以蒂部压痛明显。②破裂。3%卵巢肿瘤可发生。自发性破裂常因肿瘤增长过快引起；外伤性破裂可因腹部外伤或挤压、分娩、性生活、过于用力地进行妇科检查或腹部穿刺引起。腹痛因破口大小，流入腹腔内的囊液性质及多少而出现疼痛程度不等。当破口小，流入腹腔内囊液少，患者仅感轻度腹痛。大的卵巢肿瘤破裂后，患者出现下腹剧痛，伴有恶心、呕吐，甚至休克，有时出现内出血、继发腹膜炎。检查腹部压痛，肌紧张及反跳痛。妇科检查，原有卵巢肿瘤消失，或可扪及缩小、张力不大的肿块。③感染。多发生于肿瘤扭转或破裂后，或阑尾脓肿扩散引起。临床可见发热、腹痛、腹肌紧张。腹部肿物有压痛、反跳痛。白细胞升高。④梅格斯综合征。卵巢良性肿瘤合并胸腔积液、腹腔积液者在肿瘤切除后胸腔积液、腹腔积液即消失。1%～5%纤维瘤及少数黏液性囊腺瘤、勃勒纳瘤均可出现。

3. 诊断

(1)妇科检查：在子宫一侧或双侧触及肿物，肿物多为囊性，少数也可为囊实性，甚或实性。界限清楚，与子宫能分开。蒂长的肿瘤活动度大。肿物较大时，多可向上进入腹腔，只能在盆腔检查时触及肿物下端，但应注意辨别肿物是否位于子宫的侧、前或后方。应作妇科三合诊检查。

(2)辅助检查：①B 型超声检查，尤其经阴道 B 超，或彩色多普勒超声观察肿瘤血流情况更有助于诊断。②有腹腔积液时可行腹穿，并查腹腔积液常规及细胞学检查，查找有无癌细胞。③必要时可行消化道影像学检查(X 线、CT、MRI)或内窥镜检查(胃镜、纤维结肠镜)排除外消化道肿瘤。④肿瘤标记物检查(CA125，CA19-9，CEA，AFP，hCG，SA 等)排除外恶性肿瘤。⑤必要时行腹腔镜检查。

4. 鉴别诊断

(1)非卵巢肿瘤的鉴别：①滤泡囊肿。常见多囊卵巢及黄素囊肿，滤泡囊肿单侧为多，壁薄，直径很少大于 5cm。黄素囊肿有时也可较大，多并发于滋养细胞疾病，血 hCG 阳性。多囊卵巢直径不大，常为双侧卵巢增大，多伴有闭经。②盆腔炎性肿物。多有盆腔炎病史，或经过急性或亚急性盆腔炎后，形成炎性肿物甚至脓肿，包括卵巢肿瘤合并感染，输卵管积水，卵巢、输卵管脓肿。结核性腹膜炎多有肺结核史，消瘦、盗汗、乏力、午后低热，B 超检查可协助鉴别，必要时行腹腔镜或剖腹探查确诊。③子宫内膜异位症。卵巢子宫内膜异位囊肿，可于子宫直肠凹陷处触及不规则肿物和结节，血清 CA125 也可轻度升高，与卵巢恶性肿瘤不易鉴别。患者多有痛经史，B 超检查可协助鉴别，必要时行腹腔镜检查。

(2)子宫肌瘤：有蒂的浆膜下子宫肌瘤，子宫肌瘤囊性变或红色变性时，不易与卵巢肿瘤鉴别。此时子宫多增大，常有月经增多症状，肿瘤与子宫关系密切，B 超可协助诊断。

(3)妊娠子宫：妊娠早、中期子宫增大变软，易误诊为卵巢肿瘤。早妊子宫有停经史及早妊反应，妊反阳性，B 超检查可见胎囊或胎心搏动。中期妊娠时子宫大小与停经月份相符，于腹部可闻及胎心，B 超可见胎儿及胎心搏动。

(4)充盈膀胱：妇科检查前未排空膀胱，或其他原因引起慢性尿潴留，而患者又自述能排尿，会造成误诊。故任何妇科检查一定注意先排空尿，必要时可导尿后再检查。

(5)卵巢良恶性肿瘤的鉴别：良、恶性肿瘤临床特点不同。良性约 5%为双侧，病程较长，逐渐长大；妇科检查表面光滑，多为囊性，活动度好。恶性约 70%为双侧性，病程较短，增长较快；表面不光滑或呈结节状，活动度较差或固定，常于子宫直肠凹陷处触及结节状物或乳头状物，晚期出现腹腔积液及全身恶病质。

(6)腹腔积液的鉴别诊断：①巨大卵巢囊肿。平卧时腹部表现为中央隆起，妇科检查尤其是三合诊时能触及肿物。腹腔积液则形如蛙腹，腹部叩诊有移动性浊音，盆腔检查未触及肿物。②内科疾病所致腹腔积液。如肝病，心脏病，或胃肠道病史等，通过辅助检查如 B 超、X 线胃肠造影、胃肠内窥镜检查等有助于诊断。

5. 手术治疗

(1)指征：卵巢肿瘤一经确诊，即有手术指征。当发现卵巢实性肿瘤或超过 5cm 囊肿时，应考虑手术治疗。生育年龄妇女不除外卵巢瘤样病变时应定期检查，在月经前后对比观察，或行腹腔镜检查确诊。绝经期前后应特别警惕有无卵巢恶性肿瘤的可能。有扭转、破裂等合并症时应急诊手术。

(2)范围：根据年龄，生育要求及对侧卵巢情况决定手术范围。

年轻患者，为单侧卵巢肿瘤，对侧卵巢正常，可行肿瘤剥除术；当肿瘤较大时，可做患侧附件切除；对侧有明显病变时，患侧行肿瘤剥除，对侧应剖视检查；双侧卵巢均有肿瘤时，视情况行肿瘤剥除术，或一侧附件切除，一侧肿瘤剥除，以保留部分正常卵巢组织。绝经前后患者，多行全子宫及双附件切除或一侧附件切除。

巨大卵巢肿瘤应尽量完整切除，尤其是黏液性囊腺瘤。切口宜大，必要时术中可先穿刺放液，待体积缩小后再取出，穿刺时应用纱垫防护穿刺部位周围的组织，避免囊液外溢。放液速度不能过快，以免腹压骤降引起休克。

(3)手术前后注意事项：任何良性卵巢肿瘤在未经病理检查之前，均不能绝对肯定无恶变的可能。当术前可疑为恶性时应向患者及家属详细交代病情，并做好扩大手术的准备，术前应常规消毒阴道以备切除子宫之需要。

手术时腹部切口宜大，使肿瘤可完整取出；如可疑恶性，开腹后留腹腔冲洗液；术中应仔细探查子宫与双附件；切下肿物后，应立即切开肉眼检查，对可疑处送冰冻切片病理组织学检查。

6. 预后

卵巢良性肿瘤预后均较好，但确诊后仍需及时治疗，并注意有无恶性的可能。

(二)卵巢上皮性癌

卵巢恶性肿瘤占全部卵巢肿瘤的 2%～3%，妇科恶性肿瘤的 27%，而死亡率却极高。可发生于任何年龄，上皮性卵巢癌以 50 岁以后居多，生殖细胞肿瘤多发生于 20 岁以后。来自卵巢表面上皮及间质的恶性肿瘤占原发卵巢恶性肿瘤的 75%～90%。

1. 病理特点

(1)浆液性囊腺癌：占卵巢恶性肿瘤40%～60%，大部分呈囊实性、少数为囊性、实性。乳头位于瘤内壁，或呈菜花状向外生长伴坏死及出血，囊液为浆液血性。镜下见瘤细胞异型性明显，有间质浸润，间质内可见砂粒体。细胞分化程度差者，腺样结构少。

(2)黏液性囊腺癌：占卵巢恶性肿瘤10%～20%。良性，交界性及恶性常同时存在。可为囊性或实性，囊腔中有浑浊的黏性或血性液体。囊腔多数边界不清，内有出血或坏死。上皮细胞异型性明显，腺体密集，间质有明显浸润。根据细胞分化及腺样结构多少决定分化程度。

(3)内膜样癌：占卵巢恶性肿瘤10%～20%。组织形态与子宫内膜腺癌相似。包膜光滑或有外生乳头，瘤内可有内生乳头，液体清亮。癌细胞为立方形或柱状，基底膜清楚。

(4)透明细胞癌：在原发卵巢恶性肿瘤中低于6%，囊实性或实性。其特点为可见透明细胞或鞋钉样细胞。较易伴发子宫内膜异位症。

2. 卵巢癌的手术一病理分期和组织学分级

(1)卵巢癌的分期：强调必须经规范的手术，并经组织病理学检查才能确定，称为手术一病理分期。

(2)组织学分级：采用WHO分级标准，根据组织结构和细胞分化程度分为1、2、3级(grade1、2、3，缩写为G_1、G_2、G_3)，分别代表高、中、低分化。级别越高，预后越差。

3. 转移途径

(1)直接蔓延和种植：卵巢癌的转移途径主要是直接蔓延和腹腔种植。肿瘤穿破包膜，直接种植在邻近器官，并广泛种植在腹膜及大网膜，甚至横膈，引起全腹腔转移。

(2)淋巴转移：可由卵巢淋巴管向上至腹主动脉旁淋巴结，向外至髂内、外及髂总淋巴结；也可经圆韧带至腹股沟淋巴结。横膈是淋巴转移的好发部位，特别是右膈下因淋巴丛密集，更易发生肿瘤种植和转移。

(3)血行转移：发生较少，晚期癌可经血行转移到肺、肝、骨骼、脑等。

4. 临床表现

(1)症状：①年龄。卵巢上皮性癌多发生在40岁以上。②腹胀和腹部不适。可有消化不良，腹部发胀，腰围增粗，进食后肠胃胀气伴腹痛，此时常已有腹部包块，或合并腹腔积液。如出现破裂，出血等，常为急腹痛。③月经不调及内分泌功能障碍。部分肿瘤可出现月经量增多，月经紊乱，闭经或量少。绝经的患者也可出现绝经后阴道流血。④消瘦。晚期患者出现较多，严重时可表现为恶病质。

(2)体征：①妇科检查(双合诊及三合诊)，于子宫旁触及肿物，可为单或双侧，实性或囊实性，不规则，活动度较差，直径大于5cm。三合诊于后穹隆处可触及结节。对绝经3年后仍可触及卵巢者应注意鉴别有无恶性。②全身检查。腹部常有包块，伴有腹腔积液时可有移动性浊音；晚期全身淋巴结增大、肝脾因有转移可增大。

5. 诊断

(1)根据病史及临床表现、妇科检查及全身检查的特点进行诊断。盆腔包块与卵巢癌三联征(年龄大于40岁，有胃肠道症状及卵巢功能障碍)同时存在时，应高度怀疑卵巢癌的可能。同时应进行必要的辅助检查。

(2)超声检查：应注意有无腹腔积液，肿物囊实性，边界是否清楚，单房或多房，腔内有无乳头状突起，或回声不均。最好行经阴道彩色多普勒超声检查，测定肿物的血流情况有助于诊断。通常卵巢癌的血流丰富，且为低阻血流(RI<0.45)。

(3)肿瘤标记物：有助于恶性肿瘤的诊断，也是恶性患者治疗中及治疗后随访观察的指标。多项肿瘤标记物联合应用多更为有效。

CA125：对浆液性乳头状癌更具有特异性，临床符合率达80%～90%。而黏液性癌阳性率较低。

AFP：对卵巢内胚窦瘤有特异性，对未成熟畸胎、无性细胞瘤有参考意义。

β-hCG：对卵巢原发绒癌有意义，对胚胎癌有参考意义。

性激素：颗粒细胞瘤，卵泡膜细胞瘤均可产生较高水平的雌激素；黄素化时，亦可有睾丸素分泌。浆液性、黏液性或纤维上皮瘤，也可分泌一定的雌激素。

(4)CT及MRI：能发现一些小的肿瘤或淋巴结有无转移。

(5)PET：对卵巢癌及其转移的诊断，特别是复发性卵巢癌的诊断具有较高的价值。

(6)细胞学检查；取腹腔积液、经后穹隆穿刺或经皮局部细针穿刺，细胞学检查寻找癌细胞，均有助于诊断。

(7)腹腔镜检查：可在直视下观察肿块情况，对有粘连或有手术史者，肿瘤广泛转移者慎用。

6.鉴别诊断

(1)与卵巢良性肿瘤鉴别。

(2)子宫内膜异位症盆腔或后穹隆也可触及结节，但多有痛经史而无恶病质，伴低热，消瘦等。卵巢内膜异位囊肿，血CA125也可阳性。B超可协助诊断，必要时作腹腔镜检查。

(3)生殖器结核常有低热，消瘦，食欲不振等，CA125可为阳性，但多有不孕或其他部位结核病史，月经过少或闭经。盆腔检查也可触及包块或后穹隆结节，有时需短时间抗结核治疗观察疗效，必要时开腹探查，根据病理检查确定。B超，CT或MRI等有助于诊断。

(4)非肿瘤性腹腔积液应先作三合诊，非肿瘤性腹腔积液于盆腔或后穹隆处不应触及肿块。

(5)非卵巢的生殖器恶性肿瘤有时需与子宫内膜癌、妊娠性绒癌、输卵管癌、原发腹膜癌等鉴别。根据临床表现、肿瘤部位、肿瘤标记物等鉴别，确诊常需组织病理学诊断。

7.治疗

治疗原则：早期应首选手术，有高危因素时辅以化疗；晚期则以手术为主，加用化疗、放疗、生物治疗等综合治疗。

(1)手术是治疗卵巢恶性肿瘤的主要方法，根据临床分期及组织学类型等决定是否辅以其他治疗。有以下几种手术：①分期手术。通常在早期卵巢癌采用此种手术，通过手术明确分期，包括以下内容。行腹部纵切口(从耻骨联合至脐上4横指)；留腹腔积液或腹腔冲洗液检查癌细胞；经仔细探查并行横隔、肝表面、可疑腹膜等部位细胞学刮片后，进行全子宫切除术、双侧附件切除术、大网膜大部切除术、腹主动脉旁和盆腔淋巴结切除术、阑尾切除术。对可疑病灶及易转移部位也可多处取材送病理检查，以明确分期。②肿瘤细胞减灭术。对Ⅱ

期以上的晚期患者，手术应尽可能切除原发及转移病灶，使残留病灶直径不超过2cm(满意的肿瘤细胞减灭术)。手术范围应视能否满意切除肿瘤而定。如肿瘤切除满意，手术范围参见分期手术，必要时还可行肠切除+吻合术、膀胱部分切除术+成形术，及必要的造瘘术。如肿瘤残余较大，可不必进行盆、腹腔淋巴结切除术。③保守性手术。即保留生育功能的手术，手术除保留子宫及健侧附件外，其他同分期手术。须严格掌握手术指征。

在上皮性癌患者中符合以下条件者，可考虑保留一侧卵巢：年轻渴望生育、ⅠaG_1期、对侧卵巢外观正常或活检阴性、腹腔冲洗液细胞学检查阴性、术中探查阴性、有随诊条件者。但完成生育后应再行手术切除子宫及对侧附件。

(2)化疗：为重要的辅助治疗，因卵巢恶性肿瘤对化疗属中度敏感，除ⅠaG_1者外，几乎其他所有患者均需化疗，特别是晚期癌症患者。对切除病灶满意者可巩固疗效，预防复发；对未切净者可经化疗消灭残留病灶；对晚期无法手术者，可使肿瘤缩小，为手术创造条件。早期癌患者有以下情况均应化疗。无精确分期、组织类型为透明细胞癌、肿瘤分化G_2或G_3、卵巢表面有肿瘤生长、肿瘤破裂或包膜不完整、肿瘤与盆腔粘连、腹腔积液或腹腔冲洗液细胞学检查阳性。化疗途径如下。静脉全身给药，超选择动脉介入插管化疗，腹腔化疗等途径。用药应根据个体化的原则。

(3)放射治疗：放疗多不甚敏感，仅用于局部复发的姑息治疗。

8. 预后与监测

(1)预后相关因素：预后与年龄、手术病理分期，组织类型及分化程度，治疗方法，全身情况等有关。

(2)随访卵巢癌治疗后易复发，高峰期在2～3年。患者初次治疗结束后，应终生定期随访。每次复查均应了解有无临床症状，常规行全身和妇科三合诊检查、肿瘤标记物的动态检测；并定期进行腹部及盆腔的影像学检查。

(三)卵巢交界性肿瘤

卵巢交界性肿瘤占全部卵巢肿瘤的10%～20%，在组织学上位于良性及恶性之间，又称为低度潜在恶性。诊断主要依据病理，以浆液性、黏液性交界性瘤常见，其他组织类型的交界性肿瘤均极少见。发病可能同卵巢恶性肿瘤的有关因素相似。

1. 病理特点

(1)浆液性交界瘤：占所有卵巢浆液性肿瘤的15%。双侧发生情况较良性多，与浆液性囊腺瘤相似。根据形态特征，可分为典型型和微乳头型两种类型。90%浆液性交界性肿瘤为典型性。有典型的分支乳头结构，乳头被覆上皮复层化达2～3层，伴乳头或上皮簇形成；上皮有轻度或中度非典型性；核分裂象少见；一般无间质浸润，少数可以出现间质微浸润灶。囊液及间质中常可见到砂粒体。

卵巢浆液性交界性肿瘤经常伴有较高频率的卵巢外病变。有20%～46%的浆液性交界性肿瘤出现盆腹腔浆膜及网膜表面的种植。腹膜种植分为浸润性种植和非浸润性种植。前者容易复发，预后差，通常需按癌处理。淋巴结出现类似卵巢交界性的上皮增生，称为淋巴结受累。一般不影响预后。

(2)黏液性交界性瘤：占所有黏液性卵巢肿瘤6%～13%，外观与良性黏液性囊腺瘤无明显区别。有肠型和宫颈内膜型之分。二者共同的特点：上皮复层化不超过3层，伴有乳头和上皮簇形成；细胞轻至中度不典型性，伴黏液分泌异常，可见杯状细胞；核分裂象少；无间质浸润，或不超过微浸润的界限；可有腹膜表面种植但无深部浸润。卵巢黏液性囊腺瘤合并腹膜假黏液瘤时，多预后不好。

2. 分期

同卵巢恶性肿瘤。

3. 临床表现

与卵巢浸润性癌相似，但发病高峰较卵巢恶性肿瘤患者年轻。一般早期症状很难发现，有时可有腹部增大，包块，腹痛，不规则出血等。由于生长不快，转移率低，以局部扩展和盆腔腹膜种植为主，远处转移症状少见。

4. 诊断及鉴别诊断

(1)诊断：同卵巢上皮性恶性肿瘤，主要依靠病史、临床表现和辅助检查。其中阴式彩色超声多可做出初步判断。浆液性交界性肿瘤CA125约升高50%。

(2)鉴别诊断：主要与浸润癌鉴别，需依据病理(表4-1)。

表4-1　交界性和浸润性卵巢癌鉴别诊断

诊断项目	交界性	浸润性
腹膜种植	很少见	较常见
双侧性	少见	常见
发病年龄	45	65
乳头生长	多在囊内壁	腔内外均可见
坏死出血	罕见	常见
核异型性	轻至中度	重度
核分裂象	＜4/10高倍镜	多见，＞1/高倍镜
细胞复层	＜3层	＞3层
间质浸润	无或仅为微浸润	有

5. 治疗

卵巢交界性肿瘤的治疗主要为手术治疗，除特殊病例外，现多不主张加用辅助治疗。

(1)手术治疗：手术范围应视患者年龄，生育状况，临床分期及病理类型等决定。有生育要求的Ⅰ期卵巢交界性肿瘤可行患侧附件切除术；囊肿剥除术仅限于双侧交界性卵巢肿瘤或已有一侧卵巢切除的患者；术后要求密切随访。术后病理检查如为癌，可根据情况进行卵巢癌再分期手术和(或)加用化疗。对有生育要求的晚期卵巢交界性肿瘤行保留生育功能的手术应慎重。原则是应尽可能切除所有肉眼可见病灶，其余范围同早期卵巢癌的保留生育功能手术。

已完成生育的Ⅰ期交界性肿瘤，标准术式应与早期卵巢癌的分期手术基本相同。Ⅱ、Ⅲ、Ⅳ期者可行肿瘤细胞减灭术。

(2)辅助治疗：卵巢交界性肿瘤一般不需要辅助治疗。化疗仅用于手术后有残留病灶和存在腹膜浸润性种植的患者。但应明确不能期待利用化疗改善预后，因交界性肿瘤对化疗不敏感；化疗应有别于卵巢上皮癌，宜选用较温和的方案，疗程不宜过多和过于集中。

6. 预后与随访

(1)影响预后的因素：组织类型，临床分期，初次手术后残存肿瘤大小，DNA 为非整倍体、细胞异型性及有丝分裂指数。对黏液性囊腺瘤有无腹膜种植尤其重要。合并腹膜假黏液性瘤的交界性卵巢瘤，平均生存期为 2 年，而大多数患者在 6 年内死亡，无合并症者，20 年生存率可达 85%。

(2)预后较恶性肿瘤预后好，5 年生存率可达 95%，Ⅰ期可达 100%，Ⅲ期为 56%～73%，与以上各因素均有关。

(3)随访虽然交界性肿瘤预后较恶性好，但对保守治疗的患者，定期随访尤其重要。随访原则与卵巢恶性肿瘤相同。

四、卵巢生殖细胞肿瘤

卵巢生殖细胞肿瘤来源于原始生殖细胞，发生率高，仅次于上皮性肿瘤。患者以青少年者为多，占 60%～90%，绝经后患者仅占约 4%。

(一)病理特点

1. 良性肿瘤

(1)畸胎瘤：由多胚层构成，偶见单胚层成分，多数为囊性，少数为实性。成熟性畸胎瘤为良性肿瘤，未成熟性畸胎瘤为恶性肿瘤。

成熟畸胎瘤：占所有卵巢肿瘤的 10%～30%，占生殖细胞肿瘤的 85%～97%，是卵巢良性肿瘤中最为常见者。包括实性成熟畸胎瘤，囊性成熟畸胎瘤，又称皮样囊肿。畸胎瘤可发生于任何年龄，5%～24%为双侧。9%～17%可发生扭转，出现急腹痛。肿瘤中等大小，外观圆形或椭圆形，包膜薄，光滑，呈白、灰、棕黄等色。囊内可见来自外、中、内三层胚叶的分化成熟的各种组织，如鳞状上皮、毛发、牙齿以及皮脂样物。囊壁内常有一处较突起，即所谓“头节”，各种胚叶组织最易于此处找到，“头节”上皮易恶变，是病理检查切片时需注意之处。此瘤恶变率为 2%～3%，多发生在老年患者。

(2)卵巢甲状腺肿：很少见，占卵巢畸胎瘤的 2%～2.7%，为单胚层肿瘤，具有高度特异性。诊断标准是甲状腺组织要占卵巢肿瘤成分的 50%以上；或虽少于 50%，但临床有甲状腺功能亢进症状，并证明不是由于颈部甲状腺肿引起。有 10%～30%的卵巢甲状腺肿合并甲亢，患者年龄多在 30～50 岁。肿瘤多单侧，外观呈多房，囊性，表面光滑或结节状。剖面呈红木色，含有胶质，镜下可找到成熟的甲状腺组织。恶变率为 1%～5%。

2. 恶性肿瘤

恶性生殖细胞肿瘤好发于青少年，15 岁以前幼女发现的肿瘤 80%为恶性。

(1)无性细胞瘤：来源于尚未分化的原始生殖细胞，为中等恶性肿瘤，占卵巢恶性肿瘤的 2%～5%，占原始生殖细胞恶性肿瘤 50%，好发于青春期和生育期。肿瘤中等大小，质硬，多实性，包膜多完整，可有出血，坏死或囊性变，剖面色灰黄或黄色。镜下细胞圆形或多边形，胞浆丰富。对放疗敏感，预后较好。

(2)内胚窦瘤：也称卵黄囊瘤，占卵巢恶性肿瘤的1%，占原始卵巢生殖细胞肿瘤的20%，儿童和年轻人多，生长迅速，易发生早期转移，恶性度高，预后差。一般圆形或椭圆形，体积较大白色或灰白色，质硬而脆，如豆腐脑样或胶冻样，有出血坏死及囊性变。细胞扁平，立方或低柱状，核膜清晰。囊内乳头中间含血管，形成Schiller-Duva小体。瘤细胞产生甲胎蛋白(AFP)，故血中AFP阳性，为诊断及检测该肿瘤的重要标志。

(3)恶性畸胎瘤：①未成熟畸胎瘤。占所有畸胎瘤中的比例不到1%，占原始生殖细胞肿瘤的20%。瘤体大，呈分叶状，包膜不坚实，常自行破裂。瘤内三种胚层组织均可找到，并可见未成熟的幼稚成分，其中以外胚层的幼稚神经组织最多见。根据未成熟组织所占比例、分化程度、幼稚神经成分所占比例多少决定肿瘤恶性程度，易复发和转移，但存在恶性逆转，再次手术时可见到肿瘤未成熟组织向成熟组织转化。②成熟型畸胎瘤恶变。发生率为1%～3%，肿瘤中任何一种成分均可发生恶变，恶变多在实性部分，易发生在乳头或头节附近。最常见为鳞癌，约占80%，其次为腺癌等。恶变者易直接扩散，直接浸润和腹膜种植，并常转移至淋巴结，预后差，5年存活率仅为15%～30%。肉瘤变者主要为血行转移。

(二)临床表现

1. 年龄

可发生于任何年龄，但好发于儿童及年轻妇女。

2. 临床症状

(1)下腹部肿块：多为单侧。除成熟畸胎瘤为囊性或囊实性外，多为实性肿物。

(2)腹胀、腹痛、腹腔积液：恶性时由于肿瘤增长迅速，易发生破裂、转移，出现腹腔积液。

(3)内分泌紊乱：大多数胚胎癌具有内分泌紊乱表现。儿童半数以上发生性早熟，青春期后有闭经、阴道不规则出血，少数有男性化，如多毛。

(4)贫血、发热：内胚窦瘤时，由于肿瘤坏死出血，患者可出现贫血、发热。

3. 体征

(1)下腹部实性肿块：妇科检查在子宫旁一侧或双侧扪及边界清楚，表面光滑的实性肿物。

(2)合并胸腔积液、腹腔积液：恶性肿瘤增长迅速时，可有腹腔积液，甚至胸腔积液产生。

4. 辅助检查

除影像学检查外，内胚窦瘤测定AFP，胚胎癌测定AFP、hCG，绒毛膜癌测定hCG，均有诊断价值并可作为预后的观察指标。

(三)诊断与鉴别诊断

1. 诊断

根据年龄、病史、体征诊断。

2. 鉴别诊断

与其他类型的卵巢恶性肿瘤鉴别。上皮性癌多为囊实性肿物伴腹腔积液；转移性癌多为双侧、肾形、活动度大的实性肿物，有消化道癌病史或有消化道症状。

3. 恶性生殖细胞肿瘤的临床分期

同卵巢恶性肿瘤。

4. 转移途径

同卵巢上皮癌。转移特点主要在盆腹腔腹膜及脏器表面种植。

(四)治疗

根据年龄、临床分期、肿瘤包膜是否完整及分化程度具体制订治疗方案。治疗以手术为主，恶性肿瘤需术后辅以化疗。

1. 手术

(1)良性肿瘤：对年轻患者，如为单侧卵巢肿瘤，对侧卵巢正常，可行肿瘤剥除术；当肿瘤较大时，可做患侧附件切除；对侧有明显病变时，患侧行肿瘤剥除，对侧应剖视检查；双侧卵巢均有肿瘤时，视情况行肿瘤剥除术，或一侧附件切除，另一侧肿瘤剥除，以保留部分正常卵巢组织，保存其功能。

(2)恶性肿瘤：因恶性生殖细胞肿瘤大多为单侧，患者年轻，术中对侧卵巢正常时，可行患侧附件切除，保留对侧卵巢和子宫，保留生育功能。术后应化疗和密切随访。40 岁以上或不需保留生育功能的患者，手术原则可与卵巢上皮癌相同。

2. 辅助治疗

化疗多采用 PEB 方案、PVB 方案。由于对放疗不敏感，一般不采用放疗。

(五)预后

内胚窦瘤、胚胎癌、原发性绒癌是恶性度极高的肿瘤，预后差。

五、卵巢性索间质肿瘤

(一)卵巢性索间质肿瘤

来源于原始性腺的性索及间质组织，性索衍化为颗粒细胞或支持细胞，间质衍化为卵泡膜或睾丸型间质细胞，发生肿瘤后各保持原分化特性并具有其相应的内分泌特性。该类肿瘤分为三类：颗粒细胞一间质细胞瘤为来源于性索的颗粒细胞及来源于间质的成纤维细胞和卵泡膜细胞，其中颗粒细胞瘤为恶性，纤维瘤和卵泡膜细胞瘤为良性；支持细胞一间质细胞肿瘤(睾丸母细胞瘤)；两性母细胞瘤，这后两类均多为恶性肿瘤。

(二)卵泡膜细胞瘤

占全部卵巢肿瘤的 0.5%～1%，肿瘤可分泌雌激素，是卵巢具有内分泌功能在肿瘤中最常见者。多发现于绝经期前后，可有绝经后出血、月经过多，常合并子宫内膜增生，甚至腺癌，可与颗粒细胞瘤同时存在。

(三)纤维瘤

较常见，占所有卵巢肿瘤的 2%～45%。多发生于中老年妇女。单侧居多，仅约 10%为双侧。实性，大小不等，由于质地硬，肿瘤中等大小时易扭转。内分泌功能症状较卵泡膜细胞瘤低。有时患者可合并胸腔积液、腹腔积液，称梅格斯综合征，手术切除后，胸腔积液、腹腔积液自行消失。

(四)颗粒细胞瘤

为低度恶性肿瘤，占卵巢肿瘤 3%～6%，占性索间质肿瘤 80%。肿瘤可分泌雌激素，青春期患者出现假性早熟，生育期可有月经紊乱，绝经后有阴道不规则出血伴内膜增生甚至腺癌。颗粒细胞瘤分为两种类型：幼年型颗粒细胞瘤约占 5%，大多发生在 30 岁以前，10 岁以下占 45%。单侧多，平均直径 12cm，体积较大，成囊实性或实性。瘤细胞胞浆丰富，黄素化明显。细胞核圆深染，多在 2 年内复发：成人型颗粒细胞瘤占所有卵巢肿瘤的 1.5%～2%，占卵巢恶性肿瘤的 10%。1/3 发生在生殖年龄，其余在绝经后。单侧多，大小不一，囊性或囊实性，表面光滑。细胞呈小多边形，极少呈圆形或卵圆形，细胞核具典型的核沟，像咖啡豆样，可见颗粒细胞环绕成小囊腔，菊花样排列，称为 Call-Exner 小体。多在 10 年左右复发，主要在腹腔内扩散。

(五)支持细胞－间质细胞瘤

又称睾丸母细胞瘤。占所有卵巢肿瘤的 0.2%，是卵巢肿瘤中最常见的男性化瘤，但只有 3/4 表现男性化。75%发生在 30 岁以下，多单侧，平均直径 10cm，表面光滑，实性。支持细胞块状或小柱状，间质细胞可成簇或成片，有时可找到 Reinke 结晶或有异源性成分。中及低分化预后不好，属恶性肿瘤，易有远处转移。

(六)卵巢两性母细胞瘤

占性索间质肿瘤的 10%，恶性程度不高，各年龄均可发生。肿瘤实性为主，部分有囊性变。可同时找到有 Call-Exner 小体的颗粒细胞及有 Reink 结晶的 Leydig 细胞。由于细胞成分比例不同，雌激素或雄激素分泌的比例也不同，因而出现不同的男、女性化症状。

卵巢性索间质肿瘤的诊断主要根据年龄、病史和体征等。女性激素水平检测可能有助于诊断。恶性性索间质肿瘤需与其他类型的卵巢恶性肿瘤相鉴别，特别是与也同样以实性为主的转移性癌鉴别。卵巢恶性性索间质肿瘤的临床分期与卵巢上皮性癌相同。

治疗原则：以手术为主，原则与卵巢上皮性良、恶性肿瘤相同；恶性肿瘤需术后辅以化、放疗。根据年龄、临床分期、肿瘤包膜是否完整及分化程度情况具体制定治疗方案。卵巢恶性性索间质肿瘤术后多采用 PEB 方案或 PVB 方案化疗。

卵巢恶性性索间质肿瘤多属低度恶性肿瘤，预后较好。但可晚期复发，需终身定期随访。

六、继发性(转移性)肿瘤

任何部位的恶性肿瘤均可转移到卵巢成为转移性肿瘤，占卵巢肿瘤的 5%～10%。来自胃肠道肿瘤主要为转移性型腺癌，即库肯勃瘤，多为双侧实性，呈肾形或卵圆形，表面光滑，包膜较薄灰黄或淡棕色。镜下见细胞核常被挤至细胞边沿，呈星月形，形成典型的印戒细胞，间质少，细胞多为梭形。来自乳腺的转移癌多保留原乳腺癌的肿瘤形态。来自生殖道转移癌中 5%～13%来自子宫，1%来自宫颈，来自输卵管、外阴、阴道的很少。来自泌尿道中以膀胱移行细胞癌较多，但应与原发卵巢移行细胞癌鉴别。

七、卵巢肿瘤合并妊娠

卵巢肿瘤合并妊娠比较常见，较非妊娠期危害大。良性 90%以上为成熟性囊性畸胎瘤及浆液性或黏液性囊腺瘤。恶性肿瘤合并妊娠较少见，占妊娠合并卵巢肿瘤的 5%，但危害更严重，年轻孕妇常为无性细胞瘤，其次为胚胎癌，未成熟畸胎瘤及内胚窦瘤。40 岁左右孕妇以上皮性卵巢癌较多见。由于妊娠盆腔充血肿瘤增长迅速，恶性则易扩散。早期妊娠可因肿瘤嵌入盆腔引起流产；中期妊娠时随子宫增大，肿瘤易发生蒂扭转，成为急腹症；妊娠晚期可导致胎位异常，分娩时可引起肿瘤破裂或出现梗阻性难产。其临床症状不明显，常在早孕三合诊或出现并发症时发现，需根据病史，临床表现，B型超声检查诊断。根据妊娠时间，肿瘤大小、性质决定治疗。

一般情况下，如卵巢肿瘤高度怀疑为恶性，为保全孕妇性命，均应尽早手术治疗，而不以妊娠作为主要考虑。当考虑良性肿瘤时，可参考下列情况进行处理。

(1)早期妊娠：如卵巢肿瘤小于5cm，不能完全排除妊娠期黄体囊肿，因此时期手术易诱发流产，可密切观察其消长情况。

(2)中期妊娠；妊娠14～16周期间，最宜施行手术，可根据情况行单侧附件切除或肿瘤剔除术，术后应注意保胎防止流产。

(3)妊娠28周以后：手术较难进行，且易引起流产，最好能等待至产后进行。

(4)妊娠晚期：如肿瘤已被推至盆腔外，无阻塞产道可能，可在产后手术。如肿瘤阻塞产道，可根据情况行剖宫产同时切除肿瘤。

发生妊娠期发生卵巢肿瘤并发症，如卵巢肿瘤扭转、破裂，均应立即手术。

第十二节　输卵管肿瘤

输卵管肿瘤在妇女中发生率极低，良性更少见，常见为腺瘤样肿瘤，术前很难诊断，一般行患侧输卵管切除。

输卵管恶性肿瘤分原发和继发两种，继发肿瘤占80%左右，主要来源于子宫、卵巢。本节将重点阐述原发性输卵管癌。

原发性输卵管癌发生率甚低，约占妇科恶性肿瘤的0.5%，多发生在绝经后(50～55岁)，由于部位隐匿及恶性程度高，发现时常为晚期。其病因尚不清楚，炎症可能与其发病相关。

一、病理

因来自高度分化多能性的苗勒氏管上皮，输卵管癌可以分为浆液性腺癌、子宫内膜样癌及黏液性上皮癌。大体标本见病变多为单侧，双侧约占1/3。输卵管膨大增粗，形似腊肠，肿块多在3～6cm，癌瘤多发生在壶腹部，伞端常闭锁，因此输卵管的增大除肿瘤的生长外，多由液体潴留和坏死组织积聚压迫管腔所致。镜下以乳头状腺癌为主(95%)，大多为中、低分化，恶性度高。中等分化有乳头和腺样结构；高分化则以乳头为主。

二、转移

输卵管癌的转移方式包括局部蔓延、淋巴和血行转移。局部蔓延，可由开放的伞端直接种植到盆腔、腹腔；或经宫体向下侵犯宫颈及阴道；向对侧侵犯另一侧输卵管；也可穿透浆膜层扩散至腹膜及盆腔内邻近器官。淋巴转移，可直接转移至腹主动脉旁淋巴结，其转移率可高达33%。部分输卵管淋巴引流可达髂血管淋巴结，或通过圆韧带至腹股沟淋巴结。血行播散，晚期患者可以通过血液循环转移至远处器官。

三、临床表现

(一)病史

(1)年龄：绝经后妇女，50～55岁为好发年龄。

(2)约70%输卵管癌有慢性输卵管炎病史，约50%有不孕史。

(二)症状

阴道排液、盆腔肿块、腹痛被认为是诊断该病的“三联征”。目前认为，“二联征”(阴道排液和盆腔包块)更为多见。

1. 阴道排液

阴道水样分泌物是输卵管癌患者最具特殊性的症状。排出液为淡黄色或血性稀薄液体。

2. 盆腔肿块

位于子宫一侧或后下方可及3～6cm左右囊性或囊实性肿物，活动受限。

3. 腹痛

大约半数患者有患侧间歇性钝痛或绞痛。盆腔脓肿刺激腹膜可致剧烈腹痛。输卵管癌发展过程中，输卵管伞端被肿瘤组织所堵塞，当管内液体淤积，内压升高，为了克服峡部对液体的排除障碍，输卵管蠕动增强，临床出现腹痛，随后阴道排出淡黄色或血性稀薄液体，量可多可少，因而出现其他肿瘤所罕见的典型症状。即在腹痛发作后，阴道排液量增加，随即腹痛减轻，腹部肿块明显缩小，甚至消失。

(三)体征

1. 腹部肿块

常在子宫一侧或后、下方扪及囊性或囊实性肿物，大小不等，活动受限或固定。

2. 腹腔积液

与卵巢癌不同，本病合并腹腔积液者较少见。腹腔积液可呈淡黄色或血性。

四、诊断

由于输卵管癌罕见，术前诊断率极低，常被误诊为卵巢癌或子宫内膜癌，或是在输卵管积水、输卵管积脓等的诊断下手术发现的。近年来，术前诊断率大大提高。

1. 临床特征

有不正常阴道排液与出血、盆腔包块及患侧腹痛的“三联征”可作为本病的诊断依据。

2. 实验室诊断

(1)阴道细胞学检查：具备二联征时，阴道细胞学检查阳性率达50%，特别在涂片中见到不典型腺上皮纤毛细胞，高度可疑为输卵管癌。如行宫腔或输卵管吸液可提高细胞学检测的阳性率。

(2)分段刮宫排除了宫颈癌和子宫内膜癌时，应考虑输卵管癌的诊断。子宫内膜检查：对于绝经后不规则阴道排液与出血者，应行分段刮宫或宫腔镜检查以排除宫颈管及内膜其他疾病。

(3)B超及CT，MRI扫描：可确定肿块位置、大小、性质及腹腔积液情况，并了解盆腔或其他器官及腹膜后淋巴结有无转移。

(4)血清CA125检测：CA125广泛存在于间皮细胞组织和苗勒氏管上皮及其衍生物所发

生的肿瘤中，故 CA125 可以用来对输卵管癌进行诊断、监测及预后评估。

五、鉴别诊断

(一)附件炎性包块

仅凭盆腔肿块，很难区别性质如何。如有阴道排液，则应考虑输卵管癌。

(二)卵巢肿瘤

由于二者病变解剖位置临近，易造成诊断上的困难；卵巢良性瘤，一般表面光滑而活动良好；而输卵管癌肿块较固定且表面呈结节或腊肠样改变。此外，腹腔积液、晚期盆、腹腔广泛种植与粘连多为卵巢恶性肿瘤。

(三)子宫内膜癌

有时也有阴道排液现象而与本病相混淆，区别要点是子宫内膜癌无子宫外肿块，诊刮可明确诊断。

(四)继发性输卵管癌

输卵管的继发性或转移性肿瘤远比原发性输卵管癌多见，常为其周围器官肿瘤直接蔓延侵犯，尤其是卵巢癌与宫体癌发病率较高，而输卵管又位于二者之间，因此任何一方恶性肿瘤均可累及输卵管而难以鉴别是继发或是原发病灶。

六、治疗

由于输卵管癌与卵巢癌在临床与转移途径上一致，与卵巢癌治疗手段基本相同，以手术为主，辅以化疗和放疗。

(一)手术治疗

原则同卵巢癌的肿瘤细胞减灭术，包括全子宫、双附件、大网膜及阑尾切除，对盆、腹腔脏器的转移种植病灶，应尽力彻底切除，必要时可行部分脏器切除。同时行后腹膜淋巴结清除术。

(二)化学治疗

黏膜壁受侵的患者，复发率约 50%，术后应进行辅助化疗。多采用以顺铂为主的联合化疗(PAC 方案)缓解率可达 50%。如有盆腔残留灶或腹腔积液，采用铂类为主的腹腔化疗，可取得明显疗效。性激素治疗仍在试用阶段。

(三)放射治疗

放射治疗适用于癌瘤浸润肌层及Ⅱ、Ⅲ期病例术后肉眼无残留、腹腔积液及冲洗液细胞学阴性、淋巴无转移者。术后 3～4 周加用全腹 3000cGy/5～6 周、盆腔 5000cGy/4～6 周。

七、预后

影响输卵管癌患者预后的主要因素是期别、手术范围及肿瘤组织的分化程度等。由于输卵管癌腹腔播散的特性，5 年生存率与原发灶穿透管壁的程度有关：黏膜内病变者为 91%，黏膜壁受侵者为 53%，输卵管黏膜穿透者为 25%或略低。随着人们对本病认识的提高和新的诊治手段的应用，5 年生存率有了很大提高，即使Ⅲ、Ⅳ期者 5 年生存率仍可达 50%左右。早期及输卵管伞端闭锁患者预后较好。

积极预防和治疗输卵管炎是防止发生输卵管癌很好的预防措施。

第五章　妇科内分泌失调性疾病

第一节　高催乳素血症

机体受到内外环境因素(生理性或病理性)的影响，血中催乳激素(PRL)水平升高，其升高值达到或超过30ng/mL时，称高泌乳血症(HPRL)。发生高泌乳血症时，除有泌乳外，常伴性功能低下，女性则有闭经不孕等表现。若临床上妇女停止授乳半年到1年仍有持续性溢乳，或非妊娠妇女有溢乳伴有闭经者，称闭经－溢乳综合征(AGS)。HPRL在妇科内分泌疾患中较常见，其发病率约29.8%。引起催乳激素增高的原因十分复杂。

一、催乳激素的来源和内分泌调节

PRL来源于垂体前叶分泌细胞，妊娠和产褥期此种分泌细胞占垂体20%～40%，其余时间占10%。下丘脑分泌多巴胺，经门脉系统进入垂体抑制PRL的分泌。也有人认为下丘脑分泌PRL抑制因子(PIF)抑制PRL分泌。下丘脑的促甲状腺释放激素(TRH)在促使垂体释放促甲状腺激素(TSH)的同时又能促使PRL的释放。5-羟色胺亦可促使PRL的分泌。通常PRL的分泌是受下丘脑的控制和调节。正常情况下，PRL主要受下丘脑的持续性抑制控制。

二、病因

正常情况PRL的分泌呈脉冲式释放，其昼夜节律对乳腺的发育、泌乳和卵巢功能起重要调节作用，一旦此调节作用失衡即可引起HPRL。

(一)生理性高催乳素血症

日常的生理活动可使PRL暂时性升高，如夜间睡眠(2～6Am)，妊娠期、产褥期3～4周，乳头受吸吮性刺激、性交、运动和应激性刺激，低血糖等均可使PRL有所升高，但升高幅度不会太大，持续时间不会太长，否则可能为病理状态。

(二)病理性高催乳素血症

1.下丘脑一垂体病变

垂体PRL腺瘤是造成高催乳素血症主要原因，一般认为大于10mm为大PRL腺瘤，小于10mm称PRL微腺瘤，一般说来血中PRL大于250ng/mL者多为大腺瘤，100～250ng/mL多为微腺瘤。随着CT、MRI、放免测定使PRL腺瘤的检出率逐年提高。微小腺瘤有时需要在临床长期治疗观察中才能确诊。

颅底炎症、损伤、手术，空泡蝶鞍综合征，垂体柄病变、压迫等亦可引起发病。

2.原发性和/或继发性甲状腺功能减退

由于甲状腺素分泌减少，解除了下丘脑一垂体的抑制作用，使TRH分泌增加，从而使TSH分泌增加，也刺激PRL分泌增加并影响卵巢与生殖功能。

(三)医源性高催乳血症

药物治疗其他疾病时往往造成PRL的增高。

1.抗精神失常药物

氯丙嗪、阿米替林、丙咪嗪、舒必利、苯海索、罗拉、奋乃近、甲丙氨酯、甲氧氯普胺、灭吐灵等，以上药物可影响多巴胺的产生，影响 PIF 的作用而导致 PRL 分泌增多。

2. 甾体激素

雌激素和口服避孕药可通过对丘脑抑制 PIF 的作用或直接刺激 PRL 细胞分泌，使 PRL 升高。

3. 其他药物

α-甲基多巴、利血平、苯丙胺、异烟肼、吗啡等也可使 PRL 升高。

(四)其他疾病

亦可同时引起 PRL 的升高，如未分化支气管肺癌、肾上腺瘤、胚胎癌、艾迪生氏病、慢性肾衰竭、肝硬化、妇科手术、乳头炎、胸壁外伤、带状疱疹等。

(五)特发性闭经－溢乳综合征

此类患者与妊娠无关，临床亦查不到垂体肿瘤或其他器质性病变，许多学者认为可能系下丘脑－垂体功能紊乱，促性腺激素分泌受到抑制，而 PRL 分泌增加。其中部分病例经数年临床观察，最后发现垂体 PRL 腺瘤，故此类患者可能为无症状性潜在垂体瘤。所以对所有 HPRL 患者应定期随诊，早期发现肿瘤。

三、临床表现

(一)月经失调－闭经

当 PRL 升高超过生理水平时，则对性功能有影响，可表现功能性出血、月经稀发以至闭经。有人报告 PRL 小于 60ng/mL 仅表现月经稀发，PRL 大于 60ng/mL 易产生闭经。月经的改变可能是渐进而非急剧的变化，病早期时可能有正常排卵性月经，然后发展到虽有排卵而黄体功能不全、无排卵月经、月经稀发以至闭经。

(二)溢乳

可表现不同溢乳的程度，从挤压出一些清水或乳汁到自然分泌出不等量的乳汁。多数患者在检查乳房时挤压乳房才发现溢乳。有人报道，当 PRL 很高时则雌激素很低，而泌乳反停止，故溢乳与 PRL 水平不呈正相关。

(三)不孕/习惯性早期流产史

(1)高 PRL 血症伴无排卵，即使少数患者不闭经，但从 BBT、宫内膜活检及黄体酮测定均证实无排卵，所以常有原发不孕。

(2)高 PRL 血症伴黄体功能不全，主要表现：①BBT 示黄体期短于 12d，黄体期温度上升不到 0.3℃。②宫内膜活检显示发育迟缓。③黄体中期黄体酮值小于 5ng/mL。故高 PRL 血症患者易不孕，有习惯性早期流产史。

(四)其他表现

若发病在青春期前，则第二性征不发育。成年妇女可有子宫萎缩，性功能减退，部分患者由于雌素水平低而出现更年期症状。微小腺瘤(小于 1cm 直径)时，很少有自觉症状，肿瘤长大并向上压迫视交叉时，则有头痛、视力障碍、复视、偏盲、失明等。

四、诊断

(一)病史及体格检查

重点了解月经史，婚育史，闭经和溢乳出现的始因、诱因，全身疾病史和引起 HPRL 相关的药物治疗史。查体时应注意有无肢端肥大和黏液性水肿。妇科检查了解性器官和性征有无萎缩或器质性病变。乳房检查注意乳房发育情况、形态，有无肿块、炎症，观察溢乳(多用双手轻挤压乳房)溢出物性状和数量。

(二)内分泌检查

1. PRL 的测定

取血前患者至少 1 个月未服用激素类药物或多巴胺拮抗剂，当天未做乳房检查，一般在早晨 8～10 点空腹取血，取血前静坐半小时，两次测定值均不低于 30ng/mL 为异常。药物引起的 HPRL 很少超过 80ng/mL，停药后则 PRL 恢复正常。当 PRL 大于 100ng/mL 时应首先除外垂体瘤可能性。一般认为 PRL 值的升高与垂体瘤体积呈正相关。巨大腺瘤出血坏死时 PRL 值可不升高。需指出的是目前所用 PRL 放免药盒仅测定小分子 PRL(MW25000)，而不能测定大/大大分子(MW5 万～10 万)PRL，故某些临床症状明显而 PRL 正常者，不能排除所谓隐匿型高催乳素血症。

2. 其他相关内分泌测定

各种原发的或继发的内分泌疾病均可能与高泌乳血症有关。除测定 PRL 外应测 FSH、LH、E_2、P，了解卵巢及垂体功能。TRH 测定除外原发性甲状腺功能减退，肾上腺功能检查和生长激素测定等。

(三)催乳素功能试验

1. 催乳素兴奋试验

(1)促甲状腺激素释放激素试验(TRH Test)：正常妇女 1 次静脉注射 TRH 100～400μg 后，25～30min PRL 较注药前升高 5～10 倍，TSH 升高 2 倍，垂体瘤不升高。

(2)氯丙嗪试验：氯丙嗪促进 PRL 分泌。正常妇女肌注 25～50mg 后 60～90min 血 PRL 较用药前升高 1～2 倍。持续 3h，垂体瘤时不升高。

(3)甲氧氯普胺试验：该药为多巴胺受体拮抗剂，促进 PRL 合成和释放。正常妇女静注 10mg 后 30～60min，PRL 较注药前升高 3 倍以上。垂体瘤时不升高。

2. 催乳素抑制试验

(1)左旋多巴试验：该药为多巴胺前体物，经脱羧酶作用生成多巴胺，抑制 PRL 分泌。正常妇女口服 500mg 后 2～3h PRL 明显降低。垂体瘤时不降低。

(2)溴隐亭试验：该药为多巴胺受体激动剂，强力抑制 PRL 合成和释放。正常妇女口服 2.5～5mg 后 2～4h PRL 下降达到 50%，持续 20～30h，特发性 HPRL 和 PRL 腺瘤时下降明显。

(四)医学影像学检查

1. 蝶鞍断层

正常妇女蝶鞍前后径小于 17mm、深度小于 13mm、面积小于 130mm^2，若出现以下现象应做 CT 或 MRI 检查：①风船状扩大。②双蝶底或重像。③平面变形。④鞍上钙化灶。⑤前后床突骨质疏松或鞍内空泡样变。⑥骨质破坏。

2. CT 和 MRI

可进一步确定颅内病灶定位和放射测量。

3. 各种颅内造影

包括海绵窦造影，气脑造影和脑血管造影。

(五)眼科检查

明确颅内病变压迫现象，包括视力、眼压、眼底检查等。

五、治疗

针对不同病因、不同治疗目的，合理选择药物和手术方式等。

(一)病因治疗

若病因是由原发性甲状腺功能减退引起的 HPRL，可用甲状腺素替代疗法。由药物引起者，停药后一般短期 PRL 可自然恢复正常，如停药后半年 PRL 仍未恢复，再采用药物治疗。

(二)药物治疗

1. 溴隐亭

为治疗高 PRI 血症的首选药物，它是麦角生物碱的衍生物，多巴胺受体激动剂，直接作用于下丘脑和垂体，抑制 PRL 合成与分泌，且抑制垂体瘤的生长使肿瘤缩小或消失。用药方法较多，一般先每日 2.5mg，5～7d，若无不良反应可增加到 5～7.5mg/d(分 2～3 次服)，根据 PRL 水平增加剂量，连续治疗 3～6 个月或更长时间。一般治疗 4 周左右，血 PRL 降到正常。2～14 周溢乳停止，月经恢复。治疗期间一旦妊娠应立即停药。

不良反应：治疗初期有恶心、头痛、眩晕、腹痛、便秘、腹泻，有时尚可出现直立性低血压等。不良反应一般症状不重，在 1～2 周内自行消失。

2. 溢乳停（甲磺酸培高利特）

为拟多巴胺药物，其药理作用和临床疗效与溴隐亭相似，但剂量小，毒副作用少，作用时间长。

3. 左旋多巴

左旋多巴在体内转化为多巴胺作用于下丘脑，抑制 PRL 分泌，但作用时间短，需长期服药。剂量每日 0.5mg，3/d，连续半年。大部分患者用药后 1 个月恢复月经，1.5～2 个月溢乳消失。此药对垂体瘤无效。

4. 维生素 B_6 可抑制泌乳

其作用机制可能是作为多巴脱羧酶的辅酶，增加下丘脑内多巴向多巴胺转化，刺激 PIF 作用，而抑制 PRL 分泌。用法为每日 200～600mg，可长期应用。

5. 其他药物

长效溴隐亭(LA)注射剂每次 50mg，每日肌内注射 1 次，最大剂量可达 100mg。

CV205～562(苯并喹啉衍生物)是一种新的长效非麦角类多巴胺激动剂，作用时间长达 24h。剂量每日 0.06～0.075mg。

(三)促排卵治疗

对 HPRL 患者中无排卵和不孕者，单纯用以上药物不能恢复排卵和妊娠。因此除用溴隐亭治疗外，应配伍促排卵药物的治疗，具体方法有以下 3 种方式。

(1)溴隐亭-CC-hCG。

(2)溴隐亭-hMG-hCG。

(3)GnRH 脉冲疗法一溴隐亭。

综合治疗，除缩短治疗的周期还可提高排卵率和妊娠率。

(四)手术治疗

对垂体瘤患者手术切除效果良好，对微腺瘤治疗率可达 85%。目前经蝶鞍显微手术切除垂体瘤安全、方便、易行，损伤正常组织少，多恢复排卵性月经。但对较大垂体瘤，因垂体肿瘤没有包膜，与正常组织界限不清，不易彻底切除，故遗留 HPRL 血症，多伴有垂体功能不全症状。因此有人建议对较大肿瘤术前选用溴隐亭治疗，待肿瘤缩小再手术，可提高手术疗效。如术后肿瘤切除不完全，症状未完全消除，服用溴隐亭等药物仍可获得疗效，术后出现部分垂体功能不全，PRL 仍高可用 hMG/hCG 联合治疗，加用溴隐亭等药物，若有其他内分泌腺功能不全现象，可根据检查结果补充甲状腺素、泼尼松等。

(五)放射治疗

适用肿瘤已扩展到蝶鞍外或手术未能切除干净术后持续 PRL 高水平者。行深部 X 线、^{60}Co、α粒子和质子射线治疗，同位素 ^{198}Au 种植照射。

(六)综合疗法

对那些 HPRL 合并有垂体瘤患者，单纯手术或单纯放疗疗效均不满意。Chun 报告垂体瘤单纯手术、放疗、手术后加放疗，肿瘤的控制率分别为 85%、50%、93%，而平均复发时间为 3、7、4.5 年。因此有人主张对有浸润性 PRL 大腺瘤先用溴隐亭治疗使肿瘤缩小再手术，术后加放疗，可提高肿瘤的治愈率。对溢乳闭经综合征患者，不论采用何种疗法均应定期随访检查，包括 PRL 测定和蝶鞍 X 线复查。

第二节　多囊卵巢综合征

多囊卵巢综合征(PCOS)是以持续性无排卵、高雄激素和胰岛素抵抗为特征的一种生殖功能障碍与糖代谢异常并存的内分泌紊乱综合征。PCOS 常始于青春期，也是生育期妇女月经紊乱最常见的原因。

一、病因与病理

(一)病因

由于下丘脑一垂体一卵巢轴调节功能异常，胰岛素抵抗和高胰岛素血症及肾上腺内分泌功能异常等，引起特有的内分泌异常；雄激素过多；雌酮过多；黄体生成激素/尿促卵泡素比值增大；胰岛素过多。

(二)病理

1. 卵巢变化

大体观察见双侧卵巢均匀增大，包膜增厚、质韧，切面见白膜均匀增厚，白膜下见大小不等的囊性卵泡，直径多小于 1cm，数量达到 10 个。镜下见白膜增厚、硬化，皮质表层纤维化，细胞少，血管显著。白膜下见多个不成熟阶段卵泡及闭锁卵泡，但无成熟卵泡，且无排卵痕迹。

2. 子宫内膜变化

因长期高雌激素刺激，子宫内膜呈不同程度增殖性改变。长期持续无排卵可致子宫内膜癌发生率增加。

二、临床表现

(一)月经失调

是 PCOS 的最主要症状。初潮年龄正常，多在初潮后出现月经失调，主要表现为月经稀发或闭经。

(二)不孕

由于患者持续性无排卵，导致不孕。

(三)多毛、痤疮

在高雄激素影响下，PCOS 女性出现不同程度的多毛，以性毛为主，阴毛分布呈男性型。多毛程度与血中雄激素水平不平行，极少出现男性化征象。雄激素积聚，过度刺激皮脂腺分泌，可出现油脂性皮肤、痤疮。

(四)多肥胖

呈腹部肥胖型(腰围/臀围达到 0.80)。与胰岛素抵抗、瘦素抵抗、雄激素过多、游离睾酮比例升高有关。

(五)黑棘皮症

患者可出现对称性灰棕色色素沉着，常分布在颈背部、腋下、外阴、乳房下、阴唇、腹股沟等皮肤皱褶处，局部皮肤增厚，质地柔软。

三、诊断与鉴别诊断

(一)诊断

目前 PCOS 的诊断标准如下。

(1)稀发排卵或无排卵。

(2)高雄激素的临床表现和(或)高雄激素血症。

(3)卵巢多囊改变：超声提示一侧或双侧卵巢直径 2～9mm 的卵泡达到 12 个，和(或)卵巢体积达到 10mL。

(4)以上 3 项中符合 2 项，并排除其他高雄激素病因，如先天性肾上腺皮质增生、库欣综合征等。

(二)辅助检查

可利用辅助检查结果进行诊断。

(1)基础体温单相型，于月经前数天或月经来潮 6h 内诊刮，子宫内膜呈增殖改变，无分泌期变化均提示无排卵。

(2)超声检查双侧卵巢增大，包膜回声增强，间质增生，回声增强，一侧或两侧卵巢内各有 10 个以上小的无回声区，直径 2～9mm 不等，多位于边缘，卵巢声像呈“轮辐状”，连续监测未见优势卵泡发育及排卵。

(3)睾酮水平升高，雌酮(E_1)升高，雌二醇(E_2)正常或稍升高，并恒定于早期卵泡水平，E_1/E_2 比值大于 1，高于正常周期。血清 LH 水平升高，无周期性排卵前峰值出现，FSH 相对偏低，LH/FSH 不低于 2～3，血 LH 升高、LH/FSH 比值升高是非肥胖型 PCOS 特征，肥胖患者 LH/FSH 可在正常范围内。

(4)肥胖患者应检测空腹血糖及行口服葡萄糖耐量试验(OGTT)，还应检测空腹胰岛素(正常小于 20mU/L)及葡萄糖负荷后血清胰岛素(正常小于 150mU/L)。

(5)腹腔镜检查见卵巢灰白色，单侧或双侧增大，包膜增厚，表面光滑，有新生血管。包膜下显露多个卵泡，但无排卵痕迹，无成熟卵泡、血体或黄体，可取组织送病理检查。

(三)鉴别诊断

1. 卵泡膜细胞增殖症

临床表现及内分泌检查与多囊卵巢综合征 PCOS 相仿，但更为严重。血睾酮高值，血硫酸脱氢表雄酮正常，LH/FSH 比值可正常。病理特征为卵巢皮质见黄素化的卵泡膜样细胞群，皮质下无类似多囊卵巢综合征 PCOS 的许多小卵泡。临床鉴别常需病理活检。

2. 卵巢分泌雄激素肿瘤

如卵巢睾丸母细胞瘤、卵巢门细胞瘤等。一般单侧、实性。影像学检查有助诊断。

3. 其他

血清硫酸脱氢表雄酮值超过正常范围上限 2 倍时，应与肾上腺皮质增生或肿瘤相鉴别。催乳素水平明显升高，应排除垂体催乳素腺瘤。

四、处理

(一)一般处理

对肥胖型患者，应控制饮食，增加运动，以减轻体重和腰围，可有助于恢复排卵和生育功能。

(二)药物治疗

1. 调节月经周期

(1)口服避孕药：为雌激素、孕激素联合周期疗法。常用药物：达英-35(含炔雌醇 0.035mg 及醋酸环丙孕酮 2mg)、去氧孕烯(妈富隆)[含炔雌醇 30μg 和地索高诺酮(去氧孕烯)150μg]，周期性服用，疗程 3～6 月，可重复使用。能有效抑制毛发生长，治疗痤疮。

(2)孕激素后半周期疗法：可调节月经并保护子宫内膜。对 LH 过高同样有抑制作用，亦有恢复排卵作用。

2. 降低血雄激素水平

(1)糖皮质激素：适用于雄激素过多及来源于肾上腺或肾上腺和卵巢混合来源者。常用药物：地塞米松。

(2)环丙孕酮：抗雄激素作用强，可抑制垂体分泌促性腺激素，降低体内睾酮水平。

(3)螺内酯：通过抑制卵巢和肾上腺合成雄激素，增强雄激素分解，达到降低血中睾酮目的。并可在毛囊竞争雄激素受体，达到治疗多毛的效果。

3. 改善胰岛素抵抗

对肥胖或有胰岛素抵抗患者常用胰岛素增敏药二甲双胍。通过降低血胰岛素纠正 PCOS 患者的高雄激素血症，改善卵巢排卵功能，提高促排卵治疗效果。

4. 诱发排卵

有生育要求者，在一般治疗、降低雄激素、改善胰岛素抵抗等治疗基础上，行促排卵治疗，氯米芬为一线促排卵药物。诱发排卵时易发生卵巢过度刺激综合征，应严密监测。

(三)手术治疗

应该在药物治疗无效的情况下考虑。手术方法主要为腹腔镜下卵巢电灼术、多点穿刺术或激光打孔术。术后妊娠率40%～70%。

第三节 多毛症

人体的毛发生长和分布与性别、家族、种族的不同而有明显差异。多毛症是指女性与同族同年龄的女性相比，在正常部位或异常部位的毛发过度生长、变粗、变黑。统计资料表明，多数患者体内雄激素增高。体毛的生长大致可分 3 种情况。

(1)不受性激素影响的毛发：头发、睫毛、眉毛、前臂和小腿处的毛。

(2)受性激素影响的毛发：腋毛、阴毛、四肢和下腹部。

(3)受雄激素影响的毛发：面部胡须、耳毛、胸肩部、乳房之间、乳头周围、耻骨上三角、肛门周围、臀间、大腿、手足背等处。

若女性表现受雄激素影响毛发增多时，常伴其他男性性征，如喉结生长、阴蒂肥大、肌肉发达、乳房萎缩等症状。临床常见的女性多毛，除毛发有不同程度的生长外，月经生育等均正常，此种情况可能与家族遗传有关，称特发性多毛。少数多毛症与潜在性内分泌功能紊乱或其他疾患有关，多毛只是一种症状出现，但也应引起临床重视。

一、病因

(一)遗传因素

少数女性体毛比正常人略多，甚至全身性多毛，毛发分布有男性倾向，多与遗传种族有关，也可能由于体内毛囊对雄激素过于敏感所致，常为体质性多毛症，20%～50%有家族史，青春发育期常见。

(二)中枢神经性因素

颅脑外伤，某些脑炎和多发生性脑脊髓硬化症等症有多毛表现。可能是大脑皮质或下丘脑损伤，产生雄激素过多所致，不伴男性化表现。

(三)脑垂体肿瘤

促肾上腺激素分泌过多，引起肾上腺功能亢进，造成库欣综合征和肢端肥大症。以上两类患者都有多毛表现，但常伴有身体其他重要改变。

(四)肾上腺皮质增生或肿瘤

可有多毛表现。

(五)卵巢疾患

多囊卵巢综合征、男性化肿瘤时，可出现多毛表现，但同时出现月经异常和不孕。

(六)绝经后妇女

有轻度多毛现象。

(七)医源性多毛症

长期服用含有雄激素类药物如苯妥英钠、米诺地尔、二氮嗪等。

综上原因，可见女性多毛症的直接发病原因与体内雄激素过多有关。有人研究，多毛妇女皮肤比正常妇女皮肤能利用更多的雄激素前体转化为有生物活性的雄激素，此种转化能力仅次于正常男性皮肤。

二、诊断

轻度多毛多为体质性，少数病例继发于神经内分泌变化。

(一)病史

需注意中枢神经性疾患，如颅脑外伤、炎症和颅脑肿瘤病史以及长期服药史。短期出现多毛，很可能肾上腺或卵巢产生男性化肿瘤。伴有月经紊乱，病因在卵巢的可能性大。若伴有库欣综合征，则病因在肾上腺。

(二)体检

全面检查毛发生长情况，正常妇女有时可在上唇、鬓角、乳晕周围、腹部及四肢等部位有毛发，但需与原来毛发现象相对比，若比原来增粗，颜色变深，有潜在病因可能。如近来胸前、耻骨上三角、大腿内侧、腰骶部和背部毛发出现粗毛，耳鼻处亦出现粗毛，对临床诊断有重要作用。有时可出现秃顶和颞侧脱发。除注意毛发外，仍应注意其他男性性征的表现和外生殖器改变。通过妇科检查，判断盆腔和卵巢是否存在肿块，卵巢是否异常增大。

(三)化验检查

1. 尿激素代谢物测定

妇女 24h 尿 17-酮排量过高(大于 20mg/24h)伴有 17-羟类固醇排量同时增高，过多雄激素来自肾上腺的可能性大。若尿中 17-酮排出量轻度增高(小于 20mg/24h)且 17-羟类固醇排出量在正常范围，则雄激素来源卵巢的可能性大。先天性肾上腺皮质增生尿 17-酮及孕三醇排出量增高。

2. 血睾酮测定

正常妇女血睾酮值为 0.69～2.77nmol/L(0.2～0.8ng/mL)，多毛症患者明显增高于此值，若血睾酮水平大于 6.93nmol/L(2ng/mL)，应怀疑肾上腺或卵巢部位是否有产生雄激素肿瘤。有人提出从肾上腺或卵巢静脉直接取标本测睾酮水平诊断比较准确，但此法较难，无临床实用价值。

3. 其他

地塞米松肾上腺抑制试验和绒毛膜促性腺激素临床兴奋试验来鉴别多毛症患者，其雄激素来源肾上腺或卵巢。

(四)放射线检查

颅骨蝶鞍 X 线检查、盆腔充气造影、B 型超声波、CT 和 MRI 等现代化手段，寻找病因达到鉴别诊断目的。一般由于家族遗传性导致的多毛症患者，患者雄激素多属正常。异常的雄激素过高可通过以上手段查找多毛原因。

三、治疗

根据不同病因和病理进行治疗，基本上抑制雄激素的生成。

(一)手术治疗

对颅内肿瘤、肾上腺、卵巢肿瘤手术切除，多囊卵巢综合征者行卵巢楔形切除。

(二)药物治疗

单纯雄激素过多患者可采用口服避孕药，用法如正常口服避孕一样。它可抑制LH和FSH分泌，使依赖LH的卵巢雄激素产生减少，同时雌激素又使血浆中结合睾酮增多，故血中活性睾酮减少，此外能影响或阻断雄烯二酮转变为睾酮或阻断睾酮代谢为双氢睾酮，起抑制毛发生长和毫毛变为终毛的作用。

该药不良反应：水肿、体重增加、恶心、乳房压痛、高血压、原有子宫纤维瘤增大。禁忌证有乳腺癌、妊娠、肝病、糖尿病、偏头痛、高血脂、血栓性静脉炎、血栓瘤及不明原因子宫出血。

用地塞米松0.25mg，每日3～4次，或泼尼松每日5～7.5mg来抑制肾上腺来源的雄激素的增多。

有时口服避孕药与地塞米松联合用药。激素治疗对多毛效果较缓慢，需半年或半年以上。

醋酸塞普罗特隆作用于靶器官，与雄激素争夺结合部位，自月经周期第5d开始用药每日100～200mg，共10d。一般常同时加炔雌醇50μg，保持月经周期规律，并防止妊娠。

(三)其他

影响美观多毛部位，可用剃毛或脱毛剂，不宜人工拔除，以免感染，造成瘢痕，影响美观，电针破坏毛囊也可考虑。

第六章 正 常 分 娩

第一节 分娩期的生理性变化

一、分娩期母体的生理变化

(一)基本生命体征

1. 体温

分娩期母体体温略有上升，但不超过 0.3℃，否则应考虑有感染的可能。

2. 呼吸

分娩末期呼吸数增加，约为每分钟呼吸 24 次。

3. 脉搏

进入产程后，宫缩时脉搏增加，宫缩间歇期恢复正常；胎儿娩出后恢复到平常水平。

4. 血压

分娩期血压上升。宫缩时收缩压上升 0.67～1.33kPa(5～10mmHg)，但正常血压很少升高达 19.95kPa(150mmHg)。

(二)循环系统

进入产程后，每次宫缩约有 500mL 血液被挤入周围循环，回心血量增加，心排出量亦阵发性增加 20%，平均动脉压轻度上升 1.33kPa(10mmHg)。宫缩间歇期血压恢复至收缩前水平；进入第二产程后，除子宫收缩外，腹肌及骨骼肌亦收缩，周围阻力明显增大，加之产妇用力屏气，肺循环压力增大，血压约增加 3.33～3.99kPa(25～30mmHg)，宫缩间歇期可稍下降；第三产程因胎儿娩出子宫缩小，腹腔内压骤减，血液淤积于内脏血管床，回心血量减少；而胎盘娩出后大量血液从子宫进入血液循环，使回心血量急剧增加，这两种血流动力学的激烈变化常使心脏负担加重，是心力衰竭的好发时段。

分娩时，由于宫缩时屏气，颈部及头部静脉血管充盈，一些产妇可出现眼睛球结膜下出血，或颜面部水肿。

(三)血液系统

分娩期红细胞增加 10%；白细胞显著增加，约 19×10^9/L，其中以中性粒细胞增多为主；淋巴细胞无明显变化；血小板亦无变化；血红蛋白、血液比重及血液凝固功能均增加。

(四)消化系统

分娩时产妇胃肠功能减弱，宫缩强烈时易引起反射性恶心、呕吐；同时胃排空缓慢，影响食物或药物的吸收。

(五)泌尿系统

分娩初期因肾功能增强导致产妇尿量增加，后期因出汗及水分丧失而尿量减少。分娩中膀胱变形，尿道延长，受胎儿压迫产妇排尿困难，易出现尿潴留。分娩时初产妇比经产妇更易出现蛋白尿，另外，尿中可见少量红细胞或(和)白细胞，无病理学意义，但若出现血尿和病理性缩窄环，则提示梗阻性分娩，有子宫破裂的可能。

（六）生殖系统

1. 分娩期子宫体的变化

分娩期，子宫由未孕时的7cm×5cm×3cm增大至35cm×22cm×25cm；子宫腔容量由未孕时的5mL扩张到5 000mL；子宫重量由未孕时的50g增加至1 000g，子宫肌细胞肥大，由未孕时长20μm、宽2μm，增加至长500μm、宽10μm，胞浆内充满具有收缩活性的肌动蛋白及肌浆球蛋白；子宫肌细胞间出现间隙连接；子宫内膜（蜕膜）催产素受体增加；通过旁分泌、自分泌及内分泌方式子宫对一些引起子宫收缩的物质如前列腺素、催产素等产生反应。子宫下段形成，由未孕时子宫峡部（1cm）增长至7～10cm，成为软产道的一部分。

分娩期子宫体变化的一个显著特点是出现子宫收缩，宫缩具有节律性、极性和对称性以及缩复作用。

子宫动脉由未孕时的屈曲至妊娠足月变直，子宫血流量约为500～700mL/min，其中5%供应肌层，10%～15%供应子宫蜕膜层，80%～85%供应胎盘。宫缩时子宫血流量明显减少。

2. 分娩期子宫颈的变化

宫颈有三种主要成分，即宫颈平滑肌、胶原蛋白和结缔组织。宫颈平滑肌对宫颈成熟作用不大；胶原蛋白及结缔组织与宫颈成熟有关，当胶原蛋白分解或胶原蛋白纤维重组及不同氨基糖含量改变时，宫颈伸展性增加，宫颈成熟。

分娩期宫颈管从2cm长自上而下逐渐展平成纸样薄，宫颈内口被附近的肌纤维向上牵拉数厘米，成为子宫下段的一部分。宫颈口在分娩期（第一产程）逐渐扩张至10cm，以利于胎头通过。

3. 分娩期子宫收缩生理及分子调节

子宫平滑肌与骨骼肌不同，随机组成厚薄肌束，收缩程度大，收缩力量可向各个方向，而骨骼肌收缩时只能沿肌纤维方向。平滑肌的这些特点有利于分娩胎儿。

肌浆球蛋白在子宫收缩中起重要作用。其头部有与肌动蛋白结合的部位和ATP酶，同时为低分子重量肌浆球蛋白轻链所在，是收缩调节的关键反应部位。当肌浆球蛋白与肌动蛋白交互作用后产生收缩力量。平滑肌细胞肌浆球蛋白与肌动蛋白的交互作用受酶的磷酸化调节，当肌浆球蛋白轻链激酶被钙离子激活，肌浆球蛋白轻链发生磷酸化，随即肌动蛋白与肌浆球蛋白交互作用。非磷酸化的肌浆球蛋白不能与肌动蛋白交互作用。平滑肌细胞内钙离子浓度增加，促进肌肉收缩；钙离子浓度降低，则肌肉舒张。细胞水平的子宫收缩受肌浆球蛋白轻链激酶调节，而后者受钙离子推动。

4. 前列腺素对宫缩及宫颈成熟的作用

（1）前列腺素与人类分娩有关的证据：①分娩期孕妇血、尿、羊水中及宫内组织中前列腺素含量明显增加。②在分娩的各阶段注射PGE_2及PGF_2，均可引发子宫收缩，导致流产或分娩。③口服、静脉滴注、经羊水注射前列腺素均可有效地促进产程。④服用前列腺素合成阻断剂可导致妊娠延长或引产时间延长。⑤前列腺素合成阻断剂可有效阻止早产发生。

（2）妊娠子宫内不同组织合成前列腺素的特异性：前列腺素由花生四烯酸代谢生成；子宫肌层主要产生PGI_2；羊膜及绒毛膜主要产生PGE_2；蜕膜主要产生PGF_2也可产生PGE_2。

（3）人类分娩机制中前列腺素的作用及其调节：分娩发动前前列腺素合成无明显增加；分娩一发动，前列腺素迅速增加。羊水中有大量PGE_2、PGF_2以及PGF_2的代谢产物PGFM，

而母血中并无 PGE_2 的大量增加。因此认为羊水及母血、尿中 PGF_2 及 PGFM 的增加在分娩中起重要作用。

目前认为 IL-18(白介素-18)是分娩的中间调节者，可刺激子宫及胚外胎儿组织的糖磷脂水解，花生四烯酸释放，前列腺素合成。

有关分娩发动中前列腺素的调节机制：当孕激素撤退和(或)出现胎儿来源的终止妊娠因子时，蜕膜内产生前白介素-1β，再转化为白介素-1β，白介素-1β作为分娩的中间调节者刺激蜕膜产生 PGF_2 及 PGE_2，刺激胎膜产生 PGE_2，并可刺激子宫肌层产生 PGI_2 等，其中 PGF_2 在分娩中的作用十分重要。

(4)前列腺素对子宫收缩及宫颈成熟的调节机制：①$PGF_{2\alpha}$以及 PGE_2 增加细胞质中的自由钙离子浓度，肌浆球蛋白轻链激酶激活，肌浆球蛋白轻链发生磷酸化，使肌动蛋白与肌浆球蛋白交互作用，产生肌肉收缩。②$PGF_{2\alpha}$以及 PGE_2 使平滑肌细胞间间隙连接迅速出现，而 PGI_2 可阻止平滑肌细胞间间隙连接形成。③$PGF_{2\alpha}$以及 PGE_2 激活胶原酶，并改变氨基糖的相对浓度，促使宫颈成熟。④子宫肌层产生的 PGI_2 使子宫舒张。

5. 分娩期阴道及骨盆的变化

分娩时胎儿先露部分直接压迫并扩张阴道及骨盆底，使软产道下段形成一个向前弯曲的长筒，当胎头即将娩出时，阴道向前牵引，前壁向前伸展 3～6cm，后壁向前伸展 8～11cm，阴道口朝向前上方；肛门至阴道后联合的距离可由 3.7cm 伸展到 7.5～10cm，肛门亦扩张，当宫缩时可见直肠前壁黏膜翻出；阴道两边的肌束亦向外高度扩张。会阴体原为 5cm 厚，进入第二产程可变为仅有 2～4mm 厚。

受雌激素、孕激素和松弛素的作用，妊娠期骨盆关节、韧带松弛，耻骨联合及骶髂关节亦略有松动。分娩期加之胎先露的压迫，耻骨联合可增宽 5mm，骶髂关节亦有轻微增宽，骨盆入口横径可增宽近 1cm。若使产妇髋关节及膝关节高度屈曲并使膝部尽量靠近腹壁，可使骨盆入口前后径及横径均增大 1.5～2cm，临床上处理肩难产时常采用此体位。

(七)酸碱平衡与物质代谢

正常分娩孕妇可有进行性代谢性酸中毒现象，第一产程 pH 改变很少，第二产程 pH 值下降 0.1，碱剩余值下降 4～6mmol，PCO_2 基本稳定。产生这种代谢性酸中毒的原因，一般认为是由于分娩期肌肉活动过强，同时又相对性饥饿，乳酸、丙酮酸和酮体累积所致。在滞产妇中更易发生这种代谢性酸中毒，同时有血糖值的降低，在产程的观察中应注意纠正。

二、分娩期胎儿的生理变化

(一)分娩期胎头的变化

胎儿在分娩时需要通过狭长的产道，由于颅骨软，具有一定的弯曲性，且各个颅骨之间有缝隙存在，各颅骨可以重叠，因此头有变形以适应产道。对于枕先露，通常前顶骨覆盖后顶骨。胎头变形可使双顶径和枕下前囟径缩小 0.5～1.0cm，产程延长时变形程度更大。这种变形在产后 1 周内消失。

(二)产瘤

产瘤即头皮水肿。枕先露分娩过程中，若在宫颈完全扩张前出现产程延长，胎头通过产道下端遇阻，紧靠宫颈的胎儿头部血浆渗出郁积于胎儿头皮与骨膜之间，出现头皮水肿，通常产瘤只有数毫米厚。左枕前位产瘤常出现在右顶骨而右枕前位产瘤在左顶骨。产瘤不受骨缝限制，为凹陷性水肿，较大的产瘤可限制骨缝及囟门的分离。产瘤于分娩后数小时缩小，2～3d 完全消失。分娩后，通过了解产瘤位置可协助明确胎方位。

(三)胎儿酸碱平衡

第一产程胎儿血 pH、PO_2、PCO_2 保持稳定，无胎心率异常时即使在宫缩中 PO_2 也保持相对恒定；第二产程胎儿血中乳酸产生量逐渐增加，母血中乳酸量亦增加，母体乳酸量增加可影响胎儿乳酸向母体排泄，使胎儿有可能发生酸中毒，pH 值下降。有研究表明从胎头娩出至胎儿娩出的时间过长，可明显降低胎血 pH 值、PO_2 及氧饱和度，增加 PCO_2 和碱缺失量，故建议第二产程末期不必无原则的保护会阴。

(四)分娩期胎心率的改变

分娩期胎心的变化可通过胎心电子监护仪记录。胎心率的调节受中枢神经系统和自主神经系统的控制，中枢兴奋增加则胎心基线变异，中枢抑制如睡眠则减少基线变异。当心脏压力感受器和主动脉弓化学感受器接受缺氧信息后，通过自主神经系统调节心率。另外，心肌本身具有自主节律性，亦可受局部血流动力学影响而改变心率。宫缩时胎头受压可出现早期减速，属胎儿脑血流量一时性减少，一般无伤害，不受体位或吸氧而改变；脐带受压有变异减速，系迷走神经兴奋所致，轻度变异减速对胎儿无病理影响，若脐带持续受压，将导致胎儿低氧血症；胎儿缺氧时出现晚期减速，提示胎儿在宫内有生命危险，应予高度重视，尽早采取措施结束分娩。

第二节　产程观察及处理

分娩本身对胎儿是一不利刺激，即使是正常分娩，若产时处理不当，亦可引起产伤和胎儿宫内窒息。近年来母婴围产期病率和死亡率明显下降，这得益于产前、产时良好的母儿监护及处理。因此，加强对各产程的科学、缜密的观察并及时处理是产科工作者的必尽职责。

一、第 1 产程

(一)常规检查

详细询问病史、妊娠史及生育史，了解产前检查情况及产妇一般情况。认真了解目前临产情况，如有无阵缩，阵缩开始时间及频率、持续时间、有无见红等，特别注意产妇精神状态，做好临产前心理疏导，使产妇有温暖和信赖感。

常规体检，包括测血压和血、尿常规检验。检查胎方位、先露部、入盆情况，有无头盆不称。宫颈缩变程度、扩张程度，与临产时间相符与否。胎儿一般情况，如大小、胎动、胎心率和胎心音。初步判断可否经阴道分娩。

(二)观察产程进展

产程进展情况主要观察以下三点。

1. 宫缩强弱、频率及持续时间

良好的宫缩是间隔逐渐缩短且有规律性。分娩开始宫缩间隔时间为 15～20min 1 次，持续时间 20～30s；渐进为 6～10min 1 次，持续 25～35s；最后缩短为 2～5min 1 次，持续 50～

60s 或更长。

2. 宫颈扩张

第 1 产程宫颈变软、变短、扩大，宫颈边缘与阴道壁穹隆间界限消失及平行。宫颈是否如期扩张对产程进展至关重要。观察宫颈扩张情况一般采用肛诊或阴道检查。

3. 胎头下降程度

在足月的初产妇，宫颈口接近开全时胎头骨质部可抵达坐骨棘水平。其衔接程度随产程进展而进展。对胎头下降程度有疑问时应做阴道检查。一种方法为手指消毒后经阴道测胎头距阴道口处女膜环之距离。如所测距离为 4cm，提示胎头位于平坐骨棘 2cm 为“+2”，6cm 为“−2”。

在观察上述 3 种情况时，如果从临产开始已达 10～16h，宫口仍只开大 2cm，必须及时寻找原因。可能的因素：

①假阵缩：判断是否为假阵缩可给予哌替啶，若注射后宫缩停止，表明此阶段阵缩非真正意义的阵缩，应及时给予适当的支持疗法。②宫颈不成熟：宫颈 Bishop 评分为不超过 8～9 分可判定为宫颈成熟不全，可予 DHA-S 制剂促宫颈成熟，再辅以催产药物。③疲劳、脱水、酸中毒：随产程时间延长，产妇易产生疲劳等症状，应及时检查确诊，对症处理。④镇痛和麻醉剂用量过多：此导致宫缩乏力，应予纠正并对症治疗。

二、第 2 产程

第 2 产程是胎儿娩出的过程。此期观察和处理的重点为以下几种情况：

(一)产程进展

第 2 产程阵缩频率加快，宫口已完全扩张，胎头下降至盆底。胎膜破裂流出羊水后，宫缩可能有间歇。短暂歇止后又复开始，宫缩力量比第 1 产程要强。宫缩时胎先露在产道内顺骨盆轴均匀下降、旋转，达盆底时产妇有排便感，因而有反射性屏气和向下用力动作。每次宫缩产妇可屏气用力 3 次，宫缩间歇时嘱产妇休息。随宫缩加强，胎头逐渐拔露。初产妇此时应消毒外阴，平卧床上。产妇用力与宫缩协调一致，可使胎头下降明显，在初产妇可观察到胎头内旋转动作。第 2 产程末期胎头显露越来越多时，可观察到胎头仰伸动作。

当胎头双顶径到达阴道口，胎先露露出不再回缩时称为胎头着冠。着冠后胎头继续下降，此时如有宫缩应嘱产妇张口哈气而非迸气，待阵缩过后再行迸气。此期产妇常感腰骶部酸痛，阴道、外阴胀感，产妇多能随阵缩而自主用力。如果宫口开全后胎头迟迟不能娩出，超过 1 小时 42 分钟即为第 2 产程延长，应采取积极措施结束分娩。2 小时 9 分钟为第 2 产程最长界限，超过此界限会造成母子严重损害，甚至死亡。

(二)接生

产妇取仰卧位，两腿屈曲分开，助产者立于产床右侧。注意保护会阴，使胎头以最小径线通过阴道口。拔露时立即着手于会阴部垫以消毒铺巾，拇指与 4 指分开，以手掌托住会阴部。产妇用力时以左手持纱布轻压胎头，协助胎头仰俯。胎头着冠后以右手托住会阴，左手不再压住胎头。随着阵缩和产妇用力，以左手协助胎头缓缓娩出，这样可使会阴不破或有轻微破裂。

胎头娩出后，以左手擦净胎儿口鼻黏液，待胎头完成外旋转后，接产者一手保护会阴，另一手托着胎头，下压使前肩娩出，再上举胎头使后肩娩出。待肩娩出后双手握住胎儿，继之躯干和四肢可娩出。此时羊水流出，注意保护会阴，记录分娩时间。

(三)会阴切开

如胎头过大或会阴部过紧时，为避免严重会阴撕裂，应行会阴切开。注意会阴的适应程度可能在胎头着冠或近着冠时方可判定，故不可过早行会阴切开术，过早切开不但无助于胎儿娩出，且易导致切开处失血过多。

(四)新生儿处理

胎儿娩出后，接产者以纱布轻轻拭去胎儿口鼻黏液，用吸管吸出呼吸道黏液，待新生儿大声啼哭时即可处理脐带。一般待脐带搏动减弱时用两把止血钳夹住剪断，结扎断端涂以碘酒及酒精，用无菌敷料包扎。对新生儿应行全面检查。注意有无产伤、四肢畸形、肛门闭锁，检查外生殖器发育情况，测体重，于新生儿手腕及被包上标明产妇姓名，新生儿性别，体重及出生年、月、日，无特殊情况可将新生儿送至产妇处哺乳。

三、第3产程

(一)胎盘处理

胎儿娩出后，子宫复旧，产妇有一短暂休息期，接产者将手置于腹部宫底位置(脐下1～2cm)，轻触子宫有硬韧感，勿按摩。

胎儿娩出5min后，子宫开始阵缩，变为球形，此为胎盘剥离的最初征象。此时可能有血自阴道流出，宫底有所升高，脐带自阴道口外伸，显示胎盘已剥离，此期可嘱产妇向下用力，接产者单手揉挤宫底，协助胎盘排出。当于阴道口显露胎盘边缘时，接产者可双手握胎盘并向同一方向旋转，有助于胎膜完整剥离。

胎盘排出后应仔细检查是否完全，若有残留应即刻用手揉挤子宫，或肌注10单位催产素，迫胎盘完全排出。若检查胎盘完整排出，应再检查会阴、阴道有无裂伤及程度，加以缝合处理。

(二)子宫收缩剂的应用

子宫收缩剂为催产素、麦角制剂，分娩后子宫出血得当应用子宫收缩剂，因其对产妇心血管、泌尿系统有不良反应，一般对分娩后子宫出血给予10单位催产素肌注，或将20单位催产素溶于1000mL液体中静脉滴注，速度掌握在10mL/min，数分钟后出血可停止，随后减至1～2mL/min，到病情稳定。

(三)第4产程处理

有作者将胎盘娩出后1～2h一段时间称为第4产程，此期重点观察子宫出血及产妇头晕、乏力情况。若发生上述临床情况，需及时处理。

四、产时监护

孕妇入院常规处理后，可开始产程图系统记录。产程图能记录宫口开大、胎头下降、子宫收缩周期、胎心率等情况。临床一般采用指肛检查法。临产早期每隔2～4h检查1次，听胎心1次。宫口开大4cm以上时，每1～2h检查1次。宫口开全及第2产程应半小时查1次。每查1次准确记录宫口扩张度、胎头下降位置、胎心率、宫缩间隔时间和持续时间。

分娩过程中严密监测产道、产力和胎儿的变化和机转，应及时发现异常，妥善予以处理，对避免母婴损害有重要的意义。20 世纪 70 年代以来，各种产时监护设备相继问世，极大提高了产时监护的效果。利用产程图对产程的研究，对初产妇和经产妇在分娩过程中可能发生的各种异常以及鉴别难产和顺产，可有 5 项客观的指标，这些指标为产时监护提供了方便而实用的方法。

(一)宫口扩张各期各阶段的延长界限和异常界限数值

宫口扩张各阶段的数值测算：生理均数为正常分娩时间。生理界限数值为生理均数加 2 个标准差。最大界限为生理均数加 3 个标准差。

(二)宫口扩张速度指标

该指标是以活跃期早期阶段的加速阶段和最大倾斜阶段为宫口开大速度的指标。

(三)胎头下降速度指标

该指标采用胎头下降加速期和急速下降期两阶段为分娩进展的判定指标，如超越生理界限为胎头下降延长，应积极寻找产科原因并加以处理。如超过最大界限，应视为胎头下降梗阻，可立即采取相应措施。

(四)产程进展图

前述产程图有助于判定顺产、难产，可在严密监护下准确描绘产程图，与图对照予以鉴别。

(五)产程的警戒区数值

警戒区数值仅适用于临产后无明显头盆不称及胎位、胎势正常者，而对于明显头盆不称、骨盆狭窄、胎位胎势异常者不适用。

第三节　产科镇痛及麻醉

如何降低产痛问题一直是产科医生和孕产妇所关心的问题。孕妇足月分娩的过程，是一种期待与焦虑、欢愉与紧张并存的过程。随着社会进步，人们生活水平和文化素质的提高，医疗和保健条件的改善，产妇对无痛分娩的要求也随之增高。有些产妇为避免自然分娩的疼痛，坚持要求剖宫产。

有许多方法可以消除和缓解产痛。归结起来可分为两大类：一是精神预防性无痛分娩；二是药物镇痛和麻醉。

一、精神预防性无痛分娩

通过产前对产妇的开导和安慰，特别是深入讲解分娩过程中产力、胎儿和产道之间的相互适应关系，可以降低产妇对分娩的恐惧和焦虑，消除大脑造成的条件反射，解除分娩必痛这样一种观念。在产程中，医护人员要态度亲切、动作轻柔，并指导产妇适时适宜用力。精神预防性无痛分娩虽然可达到一定的镇痛效果，但宫缩引起的疼痛并不能完全消除。加之痛阈的个人差异较大，难以达到理想的镇痛效果。

二、药物镇痛和麻醉

分娩中选用哪种药物镇痛，需要根据产妇自身的特点而定。一般应考虑到产妇的健康状况，产次和产程，心理、精神状态，对疼痛的耐受程度，对药物的敏感情况等。选择分娩镇痛或麻醉药物，必须注意以下几点。

(1)镇痛或麻醉药物的使用不仅要考虑到产妇自身的安全，还应顾及所用药物对胎儿和婴儿的影响，特别是对其呼吸中枢的作用。全身性麻醉药可以通过胎盘屏障进入胎儿体内，使用不当会抑制新生儿呼吸。

(2)初产妇产程往往长达 10h 左右，在选择药物时要考虑到镇痛或麻醉时间长短对产妇和胎儿的影响。尤其是麻醉药物常会影响宫缩，产后易发生出血。

(3)临产随时可能发生出血，不如择期手术那样预先有周到细致的安排和准备，要考虑到临产时产妇未禁食等状态，谨防麻醉过程中发生呛咳误吸等情况，警惕吸入性肺炎发生。总之，选择分娩镇痛或麻醉药物方法时，应达到胎儿能耐受、方法简便，母儿安全三个要求。

(一)药物性镇痛

临产应用药物镇痛以最小有效量为原则。产妇精神状态良好时可不用药或少用药。镇痛药物一般用于初产妇第 1 产程。经产妇一般产程较快，痛苦较小，可予精神预防性方法镇痛，如安抚、针刺、催眠术等，尽可能不用镇痛药物。产程常用镇痛药物大致分为 4 类。

1. 镇痛药

大多数产妇经过适当的心理准备，良好的护理支持以及丈夫和其他亲人陪伴，都可以使临产时的恐惧和焦虑程度有所下降。但仍有一部分产妇对上述方法几乎无反应，必须使用药物才能有效减缓精神不安的程度。

(1)巴比妥类：司可巴比妥、苯巴比妥类具有延长抑制新生儿呼吸作用，一般不用。主要用于分娩前期即分娩前 12～24h 镇静和催眠。

(2)吩噻嗪类：吩噻嗪类的主要衍生物有异丙嗪、盐酸氯丙嗪、丙酰吗嗪等，这些药物对分娩期焦虑有良好的缓解作用，其中异丙嗪和丙酰吗嗪最常用，使用剂量分别为 25mg 和 20mg，静脉或肌内注射，可起到镇静、安神、止呕、止吐作用。羟嗪虽然在结构上与吩噻嗪类不同，但具有同样的作用。吩噻嗪类药物与镇痛药物合用，可减低后者的用量达到同等的效果。

(3)安定类：安定是苯二氮䓬类的衍生物，能减少麻醉药用量，不延长分娩时间和增加新生儿呼吸抑制时间，可有效减轻产妇的不安。安定可迅速通过胎盘，静脉注射后母、胎血中浓度很快达到平衡。用量超过 30mg，新生儿体内安定代谢活动可维持 1 周左右。大量使用安定的不良反应主要是肌张力下降、嗜睡、食欲下降、血压降低。小剂量使用对胎儿新生儿影响极小。产妇静脉注射 5～10mg 安定可明显降低胎心率，但对胎儿新生儿的酸碱平衡和临床状态无影响。大量使用安定的另一个作用是抑制体温调节中枢，使新生儿体温低于正常。故产妇大剂量使用安定后，新生儿应采取一定的保温措施。

2. 麻醉性镇痛药

麻醉性镇痛药物用于分娩第 1 产程。这一组药物主要有吗啡、哌替啶、α-普鲁丁、芬太尼等。此类药物进入母体后数分钟内即可经胎盘到达胎儿，可影响新生儿呼吸及精神行为，

(1)哌替啶：在临产止痛方面常用。一般肌内注射剂量为 50～100mg，静脉注射为 25～50mg。上述剂量可使镇痛效果达到产妇可容忍的程度，造成阵缩间休息的机会。一般在肌注后 40～50min，静注后 5～10min，产妇血中浓度达到峰值，胎儿接触来自母体的哌替啶高

峰是在用药后 2～3h。故在胎儿娩出前 1h 或 4h 以上用药不会对新生儿呼吸产生大的抑制作用。近年研究表明，常用剂量可使胎心率减慢，胎儿氧分压降低，还可改变胎儿脑电图，使胎儿呼吸减少或停止。若产后仍受哌替啶药物影响，新生儿呼吸抑制常可导致呼吸性酸中毒及低氧状态。实际应用中常将异丙嗪与哌替啶合用，即异丙嗪 25mg 加哌替啶 50～100mg，必要时每 3～4h 肌注 1 次，达到小剂量短间隔用药，该法优于大剂量用药。

(2)α-普鲁丁：商品名为阿法罗定。高峰作用发生在皮下给药后 5～10min 及静脉给药后 1～2min，维持 1～2h。等效剂量时该药较吗啡更易导致新生儿呼吸抑制。

(3)吗啡：肌注后 1～2h，静注后 20min 血药浓度达峰值，可维持 4～6h。吗啡虽为强麻醉剂，止痛效果好，但能抑制产妇呼吸，血压下降，引起呕吐。同等镇痛剂量时吗啡对新生儿呼吸抑制大于哌替啶。由于起效慢，作用时间长，加之呼吸中枢对吗啡敏感性极强，故很少用于产妇分娩过程，目前多以哌替啶代替吗啡用于分娩镇痛。

(4)芬太尼：100μg 的芬太尼与 10mg 吗啡产生的镇痛效果相同。常用量为 50～100μg，静脉注射，3～5min 内可达作用峰值，维持 30～60min。该药可迅速通过胎盘，故在产科应用受限。剖宫产手术时于 10min 内静脉注射 1.0μg/kg，对新生儿无抑制作用。

3. 非麻醉性镇痛药

(1)氯胺酮：静脉给药后可立即产生镇痛效果，同时可增加子宫收缩，甚至出现痉挛性收缩，在一般剂量(1mg/kg)时即可引起新生儿呼吸抑制，大剂量(2mg/kg)时新生儿呼吸抑制发生率增加。该剂量还可影响新生儿骨骼肌收缩且不利于复苏。小剂量(0.25～0.5mg/kg)时很少影响新生儿呼吸，但镇痛效果差，故氯胺酮很少单独用于产科镇痛，与一氧化二氮(N_2O)和氧合用可行阴道助产和剖宫产。

(2)东莨菪碱：具有轻度镇定安神作用，并不止痛。大剂量可产生幻觉、激动等精神症状。药物可迅速通过胎盘作用于胎儿，使胎心率加快，变异消失。目前较少应用，小剂量(0.4mg)可用于剖宫产术前用药。

(3)曲马朵：为人工合成的镇痛药，无呼吸抑制作用，也不影响宫缩，对胎儿无影响。等效剂量曲马朵(100mg)较哌替啶(100mg)不良反应明显减少。该药是近年来应用较广的、镇痛效果较好的一种分娩镇痛药。

4. 吸入性镇痛药

是指吸入亚麻醉剂量药物，在分娩第 1、2 产程单独或辅助局部麻醉发挥镇痛作用。该类药物可使产妇保持清醒状态，有助于与医生合作。吸入性镇痛药用法简便，可通过面罩由医生或产妇本人使用，效果与区域麻醉相近。对于惧怕注射和腰椎穿刺给药的产妇，该法更易于接受。

该类药物主要是笑气，可经麻醉机或流量挥发器给药。笑气可与安氟醚或异氟醚合用，三者浓度分别为 40%～50%，0.25%～0.35%，0.2%～0.3%。吸入笑气应采取相应措施预防产妇缺氧。常用浓度不影响子宫的正常张力和收缩，也不降低对催产素的反应性。新生儿体内酸碱度、血氧饱和度、Apgar 评分和神经系统检查均不受影响。

产妇自行吸入性镇痛药时，要在事先进行必要的知识传授，使其不但可操作吸入设备，且能监控意识变化，适时停止使用。为预防不测，最好有一位经验丰富的护理人员监护，如果产妇出现兴奋、沉睡、精神错乱等症状，应立即降低吸入浓度或停用。吸入性镇痛药的主要危险是突然吸入过量麻醉药导致保护性反射消失，呕吐或无症状性返流随时可能发生，产生吸入性呼吸道梗阻和吸入性肺炎。应用吸入性镇痛药时要做好相应准备，要配备气管插管等设备并有经验丰富的麻醉医师值班。

(二)神经阻滞镇痛

神经阻滞是分娩中最常用的镇痛技术。该法的优点是镇痛效果确切，产妇保持清醒，与全身用药或吸入性镇痛药相比，不易产生新生儿呼吸抑制和产妇产后肺炎。目前国内外最常用的技术是局部神经阻滞、硬膜外阻滞和蛛网膜下隙阻滞。

1. 局部神经阻滞

局部阻滞包括外阴及会阴部局部浸润、阴部神经阻滞及宫颈阻滞，是产科常用麻醉方法的一种，此方法可消除局部疼痛，有助于无痛分娩。

(1)宫颈阻滞：该法能消除第1产程宫颈扩张时的产痛，多用于产程活跃期开始后，因方法简单易行，曾应用较广。宫颈阻滞区域在阔韧带基底部，该处有来自子宫神经丛和骨盆神经丛的丰富神经分支，阻滞麻醉后即可麻痹走向子宫下段和阴道上段的神经分支。操作时采用一种特殊带鞘针头，通过阴道两侧的侧穹隆穿刺至宫颈旁区域，注射5～10mL局麻药液。

操作时应注意：①穿刺点在宫颈3点和9点处，深度为1～2cm；②注药前回吸以防注入血管内；③针头须避开胎头。

该法最大缺点是导致胎儿心动过缓，伴有酸中毒、低氧饱和度，新生儿呼吸抑制发生率高。由于这一严重并发症已在国内外引起重视，故影响该法在临床的应用。

(2)阴部神经阻滞：阴部神经主要支配外阴及会阴部。阴部神经常有阴部动脉、静脉密切伴行。阻滞阴部神经的重要标志为坐骨棘和骶棘韧带，方法有两种：一是经阴道途径，一是经会阴途径。常用药物为0.5%～1%普鲁卡因，或0.5%～1 %的氯普鲁卡因，1%利多卡因，0.5%丙胺卡因等。

经阴道途径取膀胱截石位，阻滞针长12.5cm，与含有局部麻醉药液的20mL注射器相接，阻滞左侧时，左手食指和中指伸入阴道，扪及坐骨棘区域，针尖通过阴道壁直接推进到坐骨棘后方约1.5cm深处，针头穿过骶棘韧带，有突破感，其前即为阴部神经。穿刺成功后抽吸无回血即可注药10mL。对侧同法。

经会阴途径可在坐骨结节与阴唇系带间之中点的会阴皮肤进针做皮丘，从皮丘处进针。阻滞左侧时，用左示指和中指做指引，扪及坐骨棘，针尖最先触及坐骨棘尖端，后退少许，针尖转向坐骨棘内侧1cm处，穿过骶棘韧带有突破感时，回抽无血即可推注药液10mL。对侧同法。

阴部神经阻滞可维持麻醉1h，使第2产程无痛，有利于实行会阴切开缝合术、低位产钳牵引术或胎头吸引术。优点为操作简便，对产妇、胎儿几乎没有影响，宫缩正常。由于阴道及会阴松弛，正常分娩者可缩短第2产程，临床常用。

(3)外阴及会阴部局部浸润：指征为实行会阴切开术。优点为操作简单，作用迅速，不需特殊设备。该法可使麻醉药物均匀扩散到会阴较广泛区域，又阻滞了腹股沟神经及生殖股神经的分支。用药总量：普鲁卡因不超过75mL，0.5%利多卡因不超过80mL，可维持会阴部无痛1～2h。

2. 蛛网膜下隙阻滞

该法麻醉镇痛效果确切。产妇可取坐位行腰穿。可用丁卡因或利多卡因。注药的比重很重要。麻醉药溶于葡萄糖为高比重，用蒸馏水稀释为低比重，以脑脊液稀释为等比重。在产科多用高比重。腰穿注入配制好的高比重小量：局部麻醉药物(丁哌卡因 10mg 或普鲁卡因 50mg)，保持坐位 5min 后，上身抬高 10 度卧床，以鞍区麻醉形式消除会阴部疼痛，麻醉范围局限于外阴及会阴部。

蛛网膜下隙阻滞也可以联合用药，75mg 利多卡因加苏芬太尼 7.5μg，或丁哌卡因 2.5mg 加苏芬太尼 10μg。联合用药可延长麻醉时间。

蛛网膜下隙阻滞的主要缺点：可能发生迟发性呼吸抑制，存在腰穿本身的并发症，如头痛、尿潴留等，限制了其在产科临床的应用。近年来该法技术也在发展，亦实行经蛛网膜下隙置入硬膜外导管连续低剂量输注镇痛，效果较好。采用置管法要严格控制药量及输注速度，并予严密监护。

3. 硬膜外麻醉

硬膜外阻滞麻醉由于其安全、有效，是目前国内外应用较广的一种无痛分娩手段。硬膜外阻滞的优点：可缩短产程，减轻产妇劳累感和疼痛感，可降低母婴酸中毒的发生率。小剂量用药不仅镇痛效果明显，而且对产妇运动功能、子宫收缩和保持意识清醒无明显干扰，有利于产妇与医生的合作。

麻醉方法有双管法和单管法。双管法是从两个不同椎间隙分别插入两根导管，依产程进展的需要分别从不同导管中注药。单管法是只在一处置管，注入药物一般可扩展 3～5 节。

具体操作：一旦产妇分娩发动，即在其第 2～第 3 腰椎或第 3～第 4 腰椎间隙穿刺置入硬膜外导管 3～5cm。安放好导管后先静脉开放滴注平衡液或乳酸林格式液，以保证循环的前负荷，也利于静脉给药。试探剂量为 1%～1.5%利多卡因或 0.125%～0.25%的丁哌卡因 3mL，无穿入蛛网膜下隙或导管置入血管等症状，再追加原液 7mL，第 1 剂量总计 10mL。注药后严密观察母血压、心率、呼吸、麻醉平面、宫缩及胎心。每 2.5～5min 监测 1 次，直至分娩结束。注意产妇在最初 2h 内由于应激反应血糖反而略高于平时，到 3～4h 后血糖开始下降，故开始时不用葡萄糖液。

目前较为流行的是连续硬膜外滴注维持镇痛以及产妇自控镇痛(PCEA)，且多主张联合用药。常用配方：①0.125%丁哌卡因加苏芬太尼 2μg/mL，速度控制在每小时滴注 10mL；②0.125%丁哌卡因加阿芬太尼 2μg/mL，速度控制在每小时滴注 10mL；③0.125%丁哌卡因加苏芬太尼 1μg/mL，速度控制在每小时滴注 10mL。

连续滴注的优点：①镇痛效果持续稳定；②不影响产妇运动功能；③对宫缩无明显影响；④不产生低血压；⑤丁哌卡因长时间滴注在产妇体内无蓄积；⑥丁哌卡因胎盘通过量小；⑦对胎儿、新生儿影响小。

联合用药的优点：①可以降低两种药物各自的用量；②改善镇痛质量；③延长药物作用时间；④缩短药物起效时间；⑤对母婴生理干扰小。尽管连续滴注联合用药有以上优点，但仍有其不足之处：可能延长第 2 产程；少数产妇出现急性心肌功能低下；若与阿片类药物联合应用，可能发生用药后产妇皮肤瘙痒及恶心，延迟胃排空等症状。

近年主张在分娩中尽量减少麻醉药物用量，目的是降低药物对产妇和胎婴儿的影响。可采用丁哌卡因(0.125%)和苏芬太尼(0.025%)5mL作为第1次用药剂量，一般10min后出现镇痛效果。如效果不明显可追加第2剂量。第2剂量追加后要特别嘱产妇辨认宫缩感觉和疼痛二者的区别，并将感受告知医生。以后可根据产妇需要再追加剂量。第3、4次剂量应较第1、2次减半，直至宫口开张到9cm或开全。

为达到预期的良好效果，应用硬膜外麻醉前应向产妇说明操作过程，取得其理解与合作。要教会产妇区别宫缩感觉与痛觉。同时应探索安全的用药剂量。连续滴注必须由具备麻醉技能的产科医师施行。第1剂量是要由医师亲自观察监测，进入第2产程要由医师指导产妇屏气，则可缩短该产程。

第七章　正常产褥及哺乳

第一节　产褥期的临床表现及处理

产妇会因回忆产时的状况而兴奋、激动、紧张等而影响休息，产后的观察和及时而恰当的指导和处理直接影响产妇产后的康复，不可忽视。

一、生命体征

每日两次测体温、脉搏、呼吸、血压。由于产程中的消耗和脱水，产后最初的24h内体温略升高，一般不超过38℃；产后由于子宫胎盘血液循环停止及卧床休息等因素，脉搏略缓慢，60～70次/min；产后呼吸深慢，14～16次/min；血压比较平稳。若以上体征出现异常，应积极寻找原因并处理。

二、子宫复旧及恶露

产后应根据子宫复旧的规律，观察并记录宫底高度，以了解子宫复旧过程。测量前嘱产妇排尿并先按摩，使其收缩后再测。产褥早期由于子宫的收缩会引起下腹剧烈痛，称为产后宫缩痛。一般不需特殊处理，严重者可用针灸或止痛药物。

产后随子宫蜕膜的脱落，含有血液、坏死蜕膜组织等经阴道排出，称为恶露。恶露分为如下几种。

(一)血性恶露

色鲜红，含大量的血液和少量的胎膜及坏死蜕膜组织，持续1周左右。

(二)浆液性恶露

淡红色，似浆液，血量减少，含有少量血液而有较多的宫颈黏液、坏死蜕膜组织和细菌，也持续1周左右。

(三)白色恶露

黏稠，色泽较白，血量更少，含大量的白细胞、退化蜕膜、表皮细胞和细菌等，可持续2～3周。正常恶露有血腥味，但无臭味，持续4～6周。每天应观察恶露的量、颜色及气味。若恶露量多，色红且持续时间长，应考虑子宫复旧不良，给予子宫收缩剂；若恶露有腐臭味且有子宫压痛，应考虑合并感染或胎盘胎膜残留，给予宫缩剂同时加抗生素控制感染。

三、外阴

保持外阴清洁干燥，每日用0.1%苯扎溴铵或1∶5000高锰酸钾清洗外阴2～3次，拭干后放消毒会阴垫。外阴水肿者可用50%硫酸镁湿热敷，每日两次，每次15min。会阴切开缝合者，除常规冲洗外，大便后随时冲洗，向健侧卧位，每日检查伤口周围有无红肿、硬结及分泌物。于产后3～5d拆线，若伤口感染，应提前拆线引流或行扩创处理。

四、乳房

母乳营养丰富，易于消化，是婴儿最理想的食品。必须正确指导哺乳，推荐母乳喂养。于产后半小时内开始哺乳，此时乳房内乳量虽少，通过新生儿吸吮动作刺激泌乳；生后24h

内，每 1～3h 哺乳 1 次或更多些；生后 2～7d 内是母体泌乳过程，哺乳次数应频繁些。哺乳期以 10 个月至 1 年为宜。同时应随时观察乳房大小，有无红肿、发热及硬块等。常见乳房异常有以下几种。

(一)乳房胀痛

系因乳腺管不通致使乳房形成硬结，哺乳前热敷乳房，两次哺乳间冷敷乳房，减少局部充血，用电按摩器或用两手从乳房边缘向乳头中心按摩。婴儿吸吮力不够时，可借助吸奶器吸引，也可用散结通乳的中药。

(二)乳头皲裂

主要由于婴儿含吮不正确，或过度地在乳头上使用肥皂和乙醇等刺激物，轻者可继续哺乳。哺乳前可湿热敷乳房和乳头 3～5min，哺乳后挤出少量乳汁涂在乳头上，暂时暴露和干燥乳汁，起到修复表皮的功能；皲裂严重者，可暂时停止哺乳 24h，并将乳汁挤出喂养婴儿。

(三)乳汁不足

如前所述，乳汁分泌与多种因素有关。要使产妇乳汁充足，必须保持精神愉快，睡眠充足、营养丰富，多指导产妇正确哺乳，并可用针刺或催乳中药促使乳汁分泌。

(四)退奶产妇因某种原因不能授乳者

应限制进食汤类食物，停止吸奶。可用己烯雌酚 5mg，每天 3 次，连服 3～5d；皮硝 250g 捣碎后装在布袋内，分别敷于两乳房上并固定；也可用生麦芽 60～90g 煎服，每日 1 剂，连服 3d。对已有大量乳汁分泌者，用溴隐亭 2～5mg，每日 2 次，连用 14d，效果较好。

五、其他

产后应给予富于营养、清淡易消化食物；24h 内应卧床休息，无异常情况者即可下床活动，但应避免长时间站立及重体力劳动，以防子宫脱垂；产后 4h 应鼓励产妇排尿，6h 未能自行排尿者应按尿潴留处理。若产后 48h 无大便，可服用缓泻剂或使用开塞露；产褥早期，出汗较多，应注意卫生及避免着凉或中暑；产后 24h 即可开始产后锻炼，帮助子宫复旧及腹肌、盆底肌和形体的恢复；产褥期严禁性交，产后 6 周应采用避孕措施，并做一次全面的母婴查体。

第二节　产褥期保健

一、临床表现

(一)生命体征

产妇产后体温多在正常范围内，部分产妇体温可在产后最初 24h 内略升高，一般不超过 38℃；产后 3～4d 因乳房血管、淋巴管极度充盈也可发热，体温可达 37.8～39℃，称泌乳热，一般持续数 2～16h，体温即下降，不属病态。产后脉搏略缓慢，为 60～70 次/min，与子宫胎盘循环停止及卧床休息等因素有关，约于产后 1 周恢复正常。产后腹压降低，膈肌下降，由妊娠期的胸式呼吸变为胸腹式呼吸，使呼吸深慢，14～16 次/min。

(二)产后宫缩痛

在产褥早期因宫缩引起下腹部阵发性剧烈疼痛称产后宫缩痛。子宫在疼痛时呈强直性收缩，于产后1～2d出现，持续2～3d自然消失，多见于经产妇。哺乳时反射性缩宫素分泌增多，使疼痛加重。

(三)乳房胀痛或皲裂

产后哺乳延迟或没有及时排空乳房，产妇可有乳房胀痛，触之有坚硬感，且疼痛重。哺乳产妇特别是初产妇在产后最初几日容易出现乳头红、裂开，有时有出血，哺乳时疼痛。

(四)恶露

产后随子宫蜕膜层(特别是胎盘附着处蜕膜)脱落，故含有血液、坏死蜕膜等组织的液体经阴道排出，称恶露。恶露分类如下，①血性恶露。色鲜红，含大量血液，量多，有时有小血块，少量胎膜及坏死蜕膜组织，持续3～4d。②浆液性恶露。色淡红，似浆液，含少量血液，但有较多的坏死蜕膜组织、宫颈黏液、阴道排液，持续10d左右。③白色恶露。黏稠，色泽较白，含大量白细胞、坏死蜕膜组织、表皮细胞，持续3周干净。正常恶露有血腥味，但无臭味，持续4～6周。

(五)褥汗

产褥早期，皮肤排泄功能旺盛，排出大量汗液，以夜间睡眠和初醒时更明显，不属病态，于产后1周内自行好转。

二、产褥期处理

(一)产后2h内处理

产后2h内极易发生产后出血、子痫等严重并发症，处理好此期非常重要，连续观察阴道出血量、宫底高度、子宫收缩等；注意测量脉搏、血压；若发现宫缩乏力，应及时按摩子宫并肌内注射子宫收缩剂。同时协助产妇哺乳，促使子宫收缩。

(二)尿潴留

产后5d内尿量较多，产后4h内鼓励产妇自解小便。若排尿困难，可用热水熏洗外阴或温开水冲洗尿道口，诱导排尿；也可针刺关元、气海、三阴交等穴位；必要时可给予新斯的明或加兰他敏肌内注射。如上述方法无效，应及时导尿，留置导尿管，给予抗生素预防感染。

(三)观察子宫复旧及恶露

每日测量宫底高度，并观察恶露量、颜色及气味。若子宫复旧不全，恶露量增多、持续时间延长，应及时给予子宫收缩剂。若同时合并感染，恶露量增多，持续时间长而有臭味，应在给予子宫收缩剂的同时使用抗生素，控制感染，并注意保持外阴清洁。

(四)会阴处理

产后1周内，特别是会阴有伤口者，每日用1∶5000的高锰酸钾或1∶2000苯扎溴铵溶液冲洗或擦洗外阴，每日2～3次/d。嘱产妇向会阴切口的对侧卧。会阴切口于产后3～5d拆线。会阴部有水肿者，可用50%硫酸镁液湿热敷，或用红外线照射外阴。若伤口感染，应提前拆线引流或行扩创处理，产后在1周以上者，可用1∶5000高锰酸钾温开水坐浴。如会阴切口疼痛剧烈或产妇有肛门坠胀感，应及时配合医生检查，排除阴道壁和会阴血肿。

(五)乳房处理

1.常规护理

第一次哺乳前，应将乳房、乳头用温肥皂水及温开水洗净。以后每次哺乳前用温开水擦洗乳房及乳头而且母亲要洗手。每次哺乳必须吸尽双乳，乳汁过多不能吸尽时，应将余乳挤出。

2. 哺乳时间及方法

于产后30min内开始哺乳，按需哺乳，生后24h内，每1～3h哺乳一次。哺乳时，母亲及新生儿均应选择最舒适位置，需将乳头和大部分乳晕含在新生儿口中，用一手扶托并挤压乳房，协助乳汁外溢，防止乳房堵住新生儿鼻孔。让新生儿吸空一侧乳房后，再吸吮另侧乳房。每次哺乳后，应将新生儿抱起轻拍背部1～2min，排出胃内空气以防吐奶。哺乳期以10个月至1年为宜。乳汁确实不足时，应及时补充按比例稀释的牛奶。

3. 乳房异常

(1)乳胀的处理：为防止乳房胀痛，产后应尽早哺乳，哺乳前热敷、按摩乳房。两次哺乳期间冷敷、佩戴乳罩，以减少乳房充血。婴儿吸吮力不足时，可延长哺乳时间，增加哺乳次数，也可借助吸奶器吸引。若发生乳房胀痛，多因乳腺管不通致使乳房形成硬结，可服维生素片或散结通乳的中药。

(2)乳汁不足的护理：指导哺乳方法，调节饮食，可针刺穴位或服用中药。

(3)乳头皲裂的护理：多因哺乳方法不当，轻者可继续哺乳，每次哺乳后，可涂10%的鱼肝油铋剂、蓖麻油糊剂或抗生素软膏；严重者停止哺乳，按时将奶挤出。

4. 退奶的护理

产妇因病不能哺乳。退奶方法有如下几种。

(1)停止哺乳，不排空乳房，少进汤汁，佩戴合适胸罩，乳房胀痛者，可口服镇痛药，2～3d后疼痛减轻。

(2)生麦芽60～90g，水煎当茶饮，1次/d，3～5d。

(3)芒硝250g分装两纱布袋内，敷于两乳房并包扎，湿硬时更换。

(4)溴隐亭2.5mg，2次/d，早晚与食物共服；雌激素己烯雌酚5～100mg，3次/d，连服3d，必要时重复，肝功能异常者忌用。目前不首先推荐溴隐亭或雌激素退奶。

三、产褥期保健

(一)产后活动

经阴道自然分娩者，产后5～12h轻微活动，24h后可下床活动。如有特殊情况，如会阴切开、剖宫产，可适当延迟下床时间。产后健身操有助于腹部和盆底肌肉恢复及体质恢复。

(二)饮食

产后初期宜进流质或清淡半流质饮食，根据产妇消化情况，以后可进普通饮食。食物以富含蛋白质、维生素、纤维素、足够热量和水分为宜。

(三)产后访视及检查

为了解产妇及新生儿健康状况，产后至少要做3次访视。分别在产妇出院后3d内，产后14d和28d进行。产后健康检查是产妇产后42d去医院检查，检查内容包括哺乳情况、血压、妇科检查(了解子宫是否已恢复至非孕状态)、血及尿常规。

(四)计划生育

产妇产褥期内禁忌性生活，恢复性生活者应避孕。产后避孕的原则是哺乳者以工具避孕为宜，不哺乳者选用药物和工具避孕均可。

第三节　母 乳 喂 养

联合国儿童基金会(UNICEF)在有关母乳喂养的研讨会上确定了按母乳喂养的不同程度，将母乳喂养分为三大类：①全部母乳喂养，包括纯母乳喂养和几乎纯母乳喂养。纯母乳喂养指除母乳外，不给婴儿任何其他液体或固体食物；几乎纯母乳喂养，指除母乳外，还给婴儿少量维生素和水果汁，每天不超过1～2次。②部分母乳喂养，包括高比例母乳喂养，指母乳占全部婴儿食物不低于80%；中等比例母乳喂养，指全部婴儿食物中，母乳占20%～79%；低比例母乳喂养，指母乳占婴儿全部食物的比率低于20%。③象征性母乳喂养，母乳量少，几乎不能提供婴儿的需要的热量。

一、母乳喂养的优点

母乳使乳母能从孕期向非孕期状态的生理过渡顺利地完成。吸吮时所产生的催产素，促进子宫收缩，减少产后出血，加速产后复旧。哺乳期的闭经，使母体内的蛋白质、铁和其他所需的营养物质得到储存，有利于产后康复和延长生育间隔。根据流行病学的调查研究，母乳喂养尚有利于预防乳腺癌和卵巢癌。

对婴儿来说，接受母乳喂养的优点更为突出。母乳易于消化，温度适宜，无细菌污染，母乳具有理想的成分和抗感染的特性。母乳喂养婴儿过敏性问题的发生率小，生长和营养适宜。吸吮使婴儿与母亲多接触，有利于促进母子间的感情交流，并促进婴儿的心理发育。

二、人乳的组成和特殊性

人乳中的糖类主要为乳糖。乳糖的来源是葡萄糖和半乳糖，后者有来自葡萄糖-6-磷酸盐(G-6-P-D)，α-乳清蛋白为乳糖的催化剂。在孕期，此调节酶受到孕激素的抑制。胎盘娩出后，雌孕激素下降，催乳素上升，α乳清蛋白的合成增加，产生大量的乳糖及时地满足新生儿的营养需要。

(一)脂肪

脂肪是在内质网内合成。腺细胞可合成短链脂肪酸，长链脂肪酸来自血浆。人乳中的脂肪超过98%为三酰甘油的脂肪酸。三酰甘油主要来自血浆和在细胞内由葡萄糖氧化而合成。催乳素、胰岛素促进腺细胞葡萄糖的摄入，并刺激三酰甘油的合成。澳大利亚学者通过对乳母接受不同量胆固醇膳食的观察，发现胆固醇低的膳食仅使乳母血胆固醇降低，而不影响血中三酰甘油的量。乳汁中的胆固醇含量，并不因不同膳食的组合而异。

(二)蛋白质

乳汁中绝大部分的蛋白质来源于血浆中的氨基酸，由乳腺分泌细胞分泌人乳汁。胰岛素和皮质激素刺激蛋白和乳腺酶的合成。营养良好的乳母，其乳汁中蛋白质的含量正常值为0.8～0.9g/100mL，营养不良乳母的乳汁中，蛋白质的含量与正常值相差不大。增加膳食中的蛋白质，可增加泌乳量，但不增加其蛋白质含量。持续哺乳20个月的乳母，其泌乳量略减少而乳的质量不变。随着婴儿体重的增加和乳母乳量的减少，婴儿所得有效的总蛋白由每日2.2g/kg体重下降到0.45g/kg，提示1岁后的幼儿需要添加蛋白质。

(三)电解质

钠、钾、氯化物、镁、钙、磷酸盐、硫酸和柠檬酸盐等都以双方向通过腺细胞膜。人乳中的钙含量一般是稳定的，即使乳母钙的摄入不足，但通过动用母体骨骼组织中的钙可维持钙的稳定性。不论乳儿是否有佝偻病的表现，从母乳中所摄入的乳钙含量相同。乳母每日膳食中应供应1200～2000mg钙才能满足需要而不至于在哺乳6周内动用骨骼钙。乳碘水平随乳母膳食中含碘量而异，而且乳碘浓度高于血碘水平。其他无机盐，如钠、镁、磷、铁、锌和铜在人乳中的含量均不受乳母膳食总量的增减的影响。

(四)水分

水分也双方向通过腺细胞膜，其通向取决于细胞内葡萄糖的浓度。当乳母感到口渴时，应自然地增加水分的摄入，此时如限制水分，首先出现的是乳母尿量的减少而并非泌乳量的减少。不同于其他哺乳动物的乳汁，人乳的单价离子浓度低而乳糖浓度高。

(五)维生素

水溶性维生素容易经血清进入乳汁中，因而人乳中的水溶性维生素，如维生素B_1、维生素B_2、维生素B_{12}，尼克酸和泛酸的水平随着乳母膳食的改变而升或降。维生素C虽属于水溶性，但它在人乳中的浓度，与乳母所摄入的维生素C量并不密切相关，即使乳母摄入10倍的维生素C剂量，乳汁中浓度并未发现有相应的增加，而尿中排泄却和摄入量相关，提示乳房组织有一个饱和界限。

(六)脂溶性物质

乳汁中的脂溶性物质经脂肪转运，其浓度不易为膳食的改变而得到改变，如维生素A、维生素D储藏于组织中，补充膳食所造成的影响，难以测定。往往在组织中的储藏达到一定水平后，方可影响乳汁中的浓度。但在营养不良的妇女中，增加膳食中的维生素A，乳汁中的维生素A浓度亦增加。

(七)酶

人乳中含有多种酶，如淀粉酶、过氧化氢酶、过氧化物酶、脂酶、黄嘌呤氧化酶、碱性和酸性磷酸酶，其中最重要的为脂酶，可起到分解三酰甘油的作用。人乳各种组成部分的分布为糖类(乳糖)7%，脂肪3%～5%，蛋白质0.9%，矿物质0.1%。组成部分的比例不受种族、年龄或产次的影响。人乳中内容物的变化，一般认为可分为3期：即初乳期、过渡乳期和成熟乳期。在这3期中，乳汁成分相对有一些变化，对出生后婴儿的生理性需要具有重要意义。初乳指产后7d内所分泌的乳汁，由于含有β胡萝卜素而呈黄色。初乳中的蛋白质，脂溶性维生素和矿物质的含量均高于成熟乳，并有高蛋白、低脂肪和低乳糖的特点，还含有丰富的免疫球蛋白，特别是分泌型IgA。初乳还含有大量的抗体，对产道的细菌和病毒具有防御作用。过渡乳是产后7～14d所分泌的乳汁，其免疫球蛋白和总蛋白的含量减少而乳糖、脂肪和总热量增加，水溶性维生素增加而脂溶性维生素减少。产后14d以后的乳汁称为成熟乳。在绝大多数的哺乳类动物中水分为乳汁中的重要部分，其他成分均溶解、弥散或混悬于水分中。

三、人乳量的变化

最近的研究表明新生儿有食欲控制的功能，最终根据婴儿的需要调节乳量。当婴儿停止吸吮时，乳房内尚剩有10%～30%的乳总量。出生6d后的婴儿已具有表达饱腹感的能力。

如在第二侧乳房哺喂时，其摄入量通常显著地少于第一侧。摄入量的和摄入量中等的婴儿，哺喂后所剩余的乳量相仿，提示产乳量的调节取决于婴儿的需要，而非产乳量控制婴儿摄入。

四、人乳的特殊性能

最近的研究结果均支持人乳的成分是无法为其他营养源所替代。临床营养学家认为人乳是新生儿最理想的食品，因人乳具有的独特的双重作用：①其营养素具有典型作用，如提供辅酶因子、能量或组成结构的底质；②具有复杂的功能作用组成部分，提供婴儿生长需要。人乳中存在所有的主要有机营养素成分。蛋白质提供生长所需要的氨基酸，以多肽形式存在，有助于消化、防御和其他功能。脂肪除提供热能外，尚有些抗病毒作用。糖类提供能量，亦可能加强矿物质的吸收，调剂细菌的生长和防止某些细菌吸附于呼吸道和肠道的上皮细胞。人乳的主要成分及特殊性能，分别叙述如下。

(一)蛋白质的营养和功能特性

成熟乳的蛋白质含量为0.8%～0.9%。随着哺乳时间的延长，蛋白质浓度有所改变。产后2周时，蛋白质浓度约为1.3%，第2个月末下降到0.9%。非蛋白氮的浓度亦降低但下降的幅度低于蛋白质。人乳中目前共测得游离氨基酸18种，以牛磺酸和谷氨酸、谷氨酰胺等最丰富。构成蛋白质的氨基酸17种，以谷氨酸、谷氨酰胺和亮氨酸及门冬氨酸最丰富。谷氨酰胺为条件必需氨基酸，是核苷酸(ATP、嘌呤、嘧啶)和其他氨基酸合成的前质，是快速分化细胞的能源，有特殊营养，特别对小肠黏膜的生长、防御等有主要作用。

(二)脂肪的营养和功能特性

人乳中的总脂肪成分约占3.5%。在哺乳的最初几个月中，脂肪的含量保持相当稳定。脂肪所提供的热量为人乳热量的50%。乳母的膳食决定其乳汁中的脂肪组成。

当乳母的热量至少30%来自脂肪时，其乳汁的脂肪来自血中的三酰甘油；当膳食热量不足时，乳汁的脂肪组成即反映乳母的储备脂肪组织。足月儿的脂肪吸收系数为95%，极低体重儿通常为80%或更少些。

人乳中的三酰甘油具有独特的脂肪酸分布，能补充胰脂酶对某些脂肪酸的水解作用。早产儿和足月儿母乳中各脂肪酸的绝对含量逐渐增加，初乳中总不饱和脂肪酸百分含量较高。足月儿母乳中AA、DHA、亚油酸、亚麻酸初乳中高，6个月逐渐下降(酶逐步成熟的适应)。早产儿母乳中AA是足月儿母乳的1.5倍，早产儿母乳中DHA是足月儿母乳的2倍，越早产，越要鼓励生母母乳喂养。

(三)糖类

乳糖是人乳中的主要糖类，提供50%的热能。乳糖几乎仅存在于乳汁中，是决定婴儿胃肠道菌群的一个主要因素。人乳还含有丰富的糖类，包括微量葡萄糖、低聚糖、糖脂、糖蛋白和核苷糖，这些糖类部分参与调整肠道菌丛，促使双歧杆菌的生长，从而限制其他细菌的生长。其所形成的共细菌丛占据为数有限的结合点，使之不为致病菌所占，起到一个保护作用。国际上在母乳中已分离100多种低聚糖，是母乳中含量仅次于乳糖和脂肪的固体成分。在初乳中占22g/L，成熟乳中占12g/L。低聚糖作用于小肠上皮细胞刷状缘；合成糖蛋白和糖脂；经尿液排出体外。在结肠菌群正常的作用下生成短链脂肪酸，保持肠道内低pH，有利于双歧杆菌和乳酸杆菌的生长；为肠道致病菌的可溶性受体，对肠道致病菌产生的毒素起直接抑制作用；可与外来抗原竞争肠细胞上的受体。

五、哺乳期的营养

哺乳是生育周期的结束。在孕期，不但乳房已为泌乳做准备，而且母体亦储备了额外的营养素和热能。泌乳量、乳中蛋白质含量和钙含量与乳母营养状况和膳食无相关性。氨基酸中赖氨酸和蛋氨酸、某些脂肪酸和水溶性维生素的含量，随着乳母的摄食而异。钙、无机物质和脂溶性维生素的储存需要补充。营养不良的乳母在膳食中进行补充，能改善其乳量和质量。一个不需要过多补充额外营养素的平衡膳食对保证良好泌乳既符合生理情况，也最经济。

有些孕产妇具有诱发营养不良的高危因素：①体重或身高状况和孕期的体重增加代表着营养的储存情况；②哺乳期热量摄入可反映体重的下降率；③膳食的营养质量；④吸烟、嗜酒和滥用咖啡因；⑤内科并发症，如贫血或任何影响营养素的消化、吸收和利用的内科疾病。例如超体重（＞135%的标准范围）、低体重（＜90%标准范围）；孕期体重增加不足（正常体重妇女孕期体重增加少于 11.35kg，低体重妇女少于 12.71kg）；产乳期体重下降加速，如产后 1 个月时体重下降超过 9.0kg；贫血，产后 6 周内血红蛋白 110g/L，红细胞比容 0.33 等。

第四节　哺乳期的用药问题

随着人们对母乳喂养认识的提高和母乳喂养日益普遍，对乳母用药应加以重视。药物的作用：①刺激或抑制泌乳；②改变乳汁的成分；③进入人乳损害婴儿。据有关乳母用药的资料，绝大多数的药物在乳母服用后，都在某种程度上从人乳中排泄，但量很少，约占乳母用药量的 1%～2%。对于药物在人乳中的影响问题，可以从乳母和婴儿药物动力学方面评估。

一、新生儿和婴儿的药物动力学

新生儿和婴儿，自母乳所摄入的药物的影响由下列因素决定：①母乳中所含的药量；②药物经婴儿肠道的生物效力；③新生儿中药物与蛋白结合的功能，药物的半衰期，代谢，分布量和排泄；④婴儿的受体对药物的敏感性和耐受性。

二、药物的母乳中的运送

母乳中的药物浓度，取决于母体血浆中游离药物的浓度，而游离药物的浓度又取决于药物的剂量、吸收、组织分布、蛋白结合、代谢和排泄。通常认为生物效力高，蛋白结合低，分布量少和半衰期长的药物，具有较大的向乳汁排泄的倾向。在向母乳运送的过程中，药物的物理化学性能又起到重要的作用。非离子化药物易通过乳腺泡上皮的基膜板，因而在人乳中的含量大于离子化的化合物。人乳的 pH 值在 6.8～7.3，平均为 7.0。母乳血浆 pH 值则为 7.4，因而由血浆排泄到人乳的药物量取决于药物的 pH 值。弱酸性的药物，在母乳血浆中离子化程度高，蛋白结合更广泛，不易进入人乳，因而母乳血浆中的药物浓度高于母乳。相反，弱碱性药物在母乳血浆中非离子化程度高，易进入母乳，因而在母乳和血浆中的浓度相仿，或前者的浓度可高些。离子化程度又随着血浆和人乳的 pH 值变化而改变，如 pH 值下降，弱碱性药物更趋向于离子化而使人乳中的离子成分增加。相对分子质量大的药物，例如胰岛素、肝素等，不进入母乳。此外，乳房中血的流速、产乳功能、催乳素分泌的变化都是影响人乳中药物浓度的重要因素。

药物的乳/血浆(M/P)为母乳与同时期母乳血浆中的药物浓度之比，为一个常数。可估量婴儿每日或每次摄入的药量。因计算时未将不同时间母乳的药物浓度、给药时间、药物的分布、代谢和乳量的改变，蛋白质和脂肪成分等变化因素全面考虑，在大部分情况下，M/P 值有相应的差异。例如多次给药的 M/P 值高于一次性给药；M/P 值大于 1 的药物变异较 M/P 值小于 1 者为大。目前认为人乳中药物排泄的数据仍有一定的参考价值，但必须加以更详细的分析解释(表 8-1)

表 8-1　药物的乳/血浆浓度比(M/P)的预测

药物的成分	M/P 值
高脂溶性药物	−1
小相对分子质量水溶性药物(相对分子质量小于 200)	−1
弱酸性药物	≤1
弱碱性药物	≥1
主动运送的药物	>1

三、药物对哺乳婴儿的影响

乳母用药对婴儿的影响取决于婴儿所吸收入血液循环的药物量，每次哺乳婴儿所吸收的药物量又受到母乳中药物在肠道中的生物有效度、肝脏的解毒和结合、泌尿道及肠道的排泄等因素的影响。如新生儿出生 7d 内，胃酸量少，使那些在酸性环境下不稳定的药物，如青霉素、氨苄西林等吸收量增加。婴儿出生时的胎龄具有重要意义，胎龄越小，对药物的耐受性越差。不仅是因体内脏器系统的发育不成熟，尚有体内组织成分的差异。如出生时蛋白质占体重的 12%，但能应用于结合的蛋白质绝对值不一，婴儿越小，其蛋白质的绝对量越少。一个出生体重为 1000g 的婴儿，其体脂肪占 3%；而出生体重为 3500g 的足月儿，体脂肪占 12%。因而高脂溶性药物易在前者的脑内沉积。低体重早产儿相对地缺乏血浆蛋白结合点，致使循环中存在有更多的游离活性物质。婴儿心脏发育不成熟和肾廓清功能效率低，诸此因素均可造成药物的累积。对于脂溶性药物，母乳中的脂肪成分是一个重要的变异因素。虽然每 24h 内母乳的总脂肪量是相仿的，但不同时期的母乳内脂肪量不同。晨间的每次哺乳总脂肪量低，中午时达高峰，傍晚又下降。每次哺乳时，前乳汁含脂肪量仅是后乳汁的 1/5～1/4。

第八章　子宫内膜异位症和子宫腺肌病

第一节　子宫内膜异位症

一、概念与概述

当子宫内膜组织生长在子宫腔被覆黏膜以外的身体其他部位时，称子宫内膜异位症。多见于25～45岁妇女。异位子宫内膜可出现在身体不同部位，当子宫内膜腺体及间质侵入子宫肌层时，称为子宫腺肌病。但绝大多数位于卵巢、子宫骶骨韧带、覆盖子宫直肠子宫陷凹、乙状结肠的腹膜层和直肠阴道隔，其中以侵犯卵巢者最常见，约占80%，其他如宫颈、阴道、外阴亦有受波及者。

二、病因与病理

(一)病因

子宫内膜异位症为良性病变，其发病机制尚未完全阐明，目前主要有下列学说。

1. 子宫内膜种植学说

1921年，Sampson最早提出，认为经血中所含子宫内膜碎片可随经血逆流，经输卵管进入腹腔，种植于卵巢和邻近的盆腔腹膜，并继续生长和蔓延，以致形成盆腔子宫内膜异位症。认为临床上剖宫产后继发腹壁切口子宫内膜异位症，或分娩后会阴切口出现子宫内膜异位症，均是术时子宫内膜带至切口直接种植所致。目前内膜种植学说已被人们所公认，但该学说无法解释盆腔外子宫内膜异位症。

2. 淋巴及静脉播散学说

1952年，由Javert提出子宫内膜可通过淋巴或静脉播散，认为远离盆腔部位的器官如肺、手或大腿的皮肤和肌肉发生的子宫内膜异位症，可能是通过淋巴或静脉播散的结果。

3. 体腔上皮化生学说

Meyer认为卵巢表面上皮、盆腔腹膜都是由胚胎期具有高度化生潜能的体腔上皮分化而来，在反复受到经血、慢性炎症或持续卵巢激素刺激后，均可被激活而衍化为子宫内膜样组织，以致形成子宫内膜异位症。

4. 免疫学说

多数妇女在月经来潮时均有经血经输卵管逆流至腹腔，但仅少数发生盆腔子宫内膜异位症，因而目前认为此病的发生可能与患者免疫力异常有关。

(二)病理

子宫内膜异位症的主要病理变化为异位内膜随着卵巢激素的变化而发生周期性出血，可伴有周围纤维组织增生、粘连，以致在病变区出现散在紫褐色斑点或颗粒状散在结节，在卵巢异位内膜可因反复出血而形成单个或多个囊肿，以单个为多见，囊内含暗褐色黏糊状陈旧性出血，状似巧克力液体，称为卵巢子宫内膜异位囊肿，又称为卵巢巧克力囊肿。囊肿大小不一，一般直径多在5cm以下。

三、临床表现

(一)症状

可因病变部位不同而出现不同症状，约 20%患者无明显不适。

1. 继发性渐进性痛经

伴随月经出现的继发性渐进性痛经是子宫内膜异位症的典型症状，常于月经来潮前 1～2d 开始，经期开始 1～2d 最剧烈，以后逐渐减轻，月经干净时消失，且随局部病变加重而逐渐加剧。疼痛多位于下腹及腰骶部，可放射至会阴或大腿，疼痛的程度与局部病灶大小不一定成正比。

2. 月经失调

多表现为经量增多、经期延长或经前点滴出血。可能与卵巢实质被异位囊肿所破坏或粘连包裹，致使卵巢功能紊乱有关。

3. 不孕

子宫内膜异位症患者不孕率高达 40%。不孕的原因可能与盆腔内器官和组织广泛粘连，从而影响卵子的排出和输卵管蠕动、影响卵子的摄取和受精卵运行有关。

4. 性交痛

一般表现为深部性交痛，多见于直肠子宫陷凹有病灶或因病变粘连导致子宫后倾固定的患者，以月经来潮前性交痛更明显。

(二)体征

典型的子宫内膜异位症在盆腔检查时，子宫多后倾固定，直肠子宫陷凹、子宫骶骨韧带或子宫后壁下段等处扪及触痛性结节，有卵巢子宫内膜异位症时，可在子宫的一侧或双侧附件处扪到与子宫相连的囊性不活动包块，有轻压痛。

四、诊断及鉴别诊断

(一)诊断

凡育龄妇女有继发性进行性加重的痛经和不孕史，妇科检查时扪及子宫后倾固定，直肠子宫陷凹、子宫骶骨韧带或子宫后壁下段等处扪及触痛性结节或子宫旁边有不活动的囊性包块，即可做出初步诊断。

疑难病例可通过腹腔镜检查和活检协助诊断。

(二)鉴别诊断

本病易与下列疾病相混淆，应注意鉴别。

1. 卵巢恶性肿瘤

患者一般情况差，病情发展迅速，检查除扪及盆腔内包块外，常合并腹腔积液生成。诊断不明确时，尽早剖腹探查，以免延误病情。

2. 盆腔炎性包块

多有急性盆腔感染病史，疼痛不仅限于经期，平时亦有下腹部和腰骶部隐痛，抗感染治疗有效。

3. 子宫腺肌病

痛经症状与子宫内膜异位症相似，妇科检查子宫多呈对称性增大，且质地较正常子宫硬。

此病亦可与子宫内膜异位症合并存在。

五、预防

(一)防止经血反流

积极治疗经血排出受阻的疾病，如无孔处女膜、宫颈管粘连等，以免经血逆流入腹腔。经期一般不做盆腔检查，若有必要，应避免重力挤压子宫。

(二)避免手术操作所引起的子宫内膜异位

凡进入宫腔内的经腹手术，应保护好切口周围术野，以防宫腔内容物溢入腹腔和腹壁切口；缝合子宫壁时，避免缝针穿透子宫内膜层。月经来潮前禁止做输卵管通畅试验，以免将子宫内膜推注入腹腔。人工流产负压吸宫术时，吸管应缓慢拔出，否则宫腔内外压力差过大，导致宫腔内血液和内膜被负压吸入腹腔。

(三)药物避孕

长期服用避孕药抑制排卵，可使子宫内膜萎缩，经量减少，因而经血及内膜碎屑反流入腹腔的机会亦相应减少。

六、处理

应根据患者年龄、症状、病变部位和范围以及对生育要求等不同情况加以全面考虑。常用方法如下：

(一)期待疗法

适用于盆腔病变较轻、无症状或症状轻微患者。一般可每数月随访一次。随访期间，若症状和体征加剧，应改用其他治疗方法。

(二)性激素治疗

采用性激素治疗使患者出现较长时间闭经，避免发生痛经和经血反流，能导致异位内膜萎缩退化。目前临床常用性激素疗法如下。

1. 短效避孕药

适用于有痛经症状，但暂无生育要求的轻度子宫内膜异位症患者。按周期服用高效孕激素和乙炔雌二醇(炔雌醇)的复合片，可抑制排卵起到避孕作用，且可使子宫内膜和异位内膜萎缩，痛经缓解，经量减少。用法与一般短效口服避孕药相同。

2. 高效孕激素假孕疗法

长期口服大量高效孕激素，辅以小剂量雌激素口服，防止突破性出血，造成类似妊娠的人工闭经以治疗子宫内膜异位症，故称假孕疗法。一般停药数月后，月经恢复正常，痛经缓解，受孕率增加。常用的高效孕激素为甲羟孕酮 20～50mg/d，连续 6 个月，或炔诺酮 5mg/d，连续 6 个月，同时每日加服妊马雌酮 0.625mg 或己烯雌酚 0.5mg。

3. 达那唑

适用于轻度或中度子宫内膜异位症但痛经明显，或要求生育的患者。达那唑为合成的 17α—乙炔睾酮(炔孕酮)衍生物，能阻断垂体促性腺激素的合成和释放，抑制卵巢性激素的合成，使子宫内膜萎缩，导致患者短暂闭经，故称假绝经疗法。达那唑用法为 200mg 口服，每日 2～3 次，从月经第 1d 开始，持续用药 6 个月。若痛经不缓解或不出现闭经时，可加大剂量至 200mg 口服，每日 4 次。达那唑一般在停药后 4～6 周月经恢复，治疗后可提高受孕率。药物的不良反应有体重增加、痤疮、多毛、声音改变、潮热、性欲减退等，但其发生率低。由于达那唑大部分在肝内代谢，已有肝功能损害者不宜服用。

4. 内美通

又名孕三烯酮，为19-去甲睾酮的衍生物，有抗孕激素和抗雌激素作用，用于治疗内膜异位症的疗效和达那唑相同，但不良反应远较达那唑为低。用法：月经第 1d 开始服药，每次 2.5mg，每周 2 次，持续 6 个月。

5. 促性腺素释放激素激动剂（GnRH-α）

又称此疗法为“药物性卵巢切除”。服药后使垂体分泌的促性腺激素减少，从而导致卵巢分泌的激素显著下降，出现暂时性绝经。常用药物为亮丙瑞林缓释剂或戈舍瑞林缓释剂。

(三)手术治疗

1. 适应证

(1)药物治疗后症状不缓解，局部病变加剧或生育功能仍未恢复者。

(2)卵巢内膜异位囊肿直径超过 5cm，特别是迫切希望生育者。

2. 分类

根据手术范围的不同，可分为保留生育功能、保留卵巢功能和根治性手术三类。

(1)保留生育功能手术：适用于年轻有生育要求的患者。手术范围为尽量切净或灼除内膜异位灶，但保留子宫和双侧、一侧或至少部分卵巢。

(2)保留卵巢功能手术：适用于年龄在 45 岁以下，且无生育要求的重症患者。手术将盆腔内病灶及子宫予以切除，保留至少一侧卵巢或部分卵巢，以维持患者卵巢功能。

(3)根治性手术：适用于 45 岁以上近绝经期的重症患者。将子宫、双侧附件及盆腔内所有内膜异位病灶予以切除，达到根治的目的。

第二节 子宫腺肌病

具有生长功能的子宫内膜腺体及间质侵入子宫肌层称为子宫腺肌病。异位内膜组织可在子宫肌层内弥漫性生长，亦可局限性增生形成团块，后者称为子宫腺肌瘤。本病多发生于 30～50 岁经产妇，约半数患者合并子宫肌瘤，15%～45%患者合并盆腔子宫内膜异位症。

一、病因

多见于已婚经产妇女，故一般认为和多次人工流产及分娩致子宫内膜损伤及慢性子宫内膜炎有密切关系。目前认为子宫腺肌病是子宫内膜基底层向子宫肌层内生长或内陷所致。

二、病理生理

分为弥漫型和局限型两种。

(一)弥漫型

常见，子宫多呈均匀性增大，一般不超过 12 周妊娠子宫大小。子宫内病灶一般为弥漫型生长，后壁更明显，故后壁常较前壁厚。病灶处肌层明显增厚变硬，粗厚的肌纤维内常见黄褐色或蓝色小囊腔，腔内为咖啡色稀薄液体。

(二)局限型

异位子宫内膜在局部肌层中生长形成肿块，呈结节状或团块，又称为子宫腺肌瘤，但它不同于肌瘤，无假包膜，与周围的肌层无明显分界，难将其自肌层剔出。镜检肌层内有呈岛状分布的子宫内膜腺体与间质，由于它们多来源于基底层内膜，对卵巢激素尤其是孕激素不敏感，故常处于增生期，但局部区域可有分泌期改变。

三、诊断

(一)临床表现

(1)主要表现为经量过多、经期延长及继发性进行性加重的痛经，疼痛可从经前1周左右即开始，或可延长至经后1～2周。不孕见于少数患者。

(2)妇科检查：子宫多为均匀性增大，质硬压痛，一般不超过12周大小。若为子宫腺肌瘤，子宫非对称性增大，呈局限性隆起，压痛尤其经期为甚。若合并子宫内膜异位症，可出现相应体征。

(二)辅助检查

1.超声检查

子宫增大，肌层增厚，后壁更明显，致内膜线前移，病变部位为等回声或稍强回声，有时其间可见点状低回声，病灶与周围无明显界限。阴道超声检查可提高诊断的阳性率及准确性。

2.子宫腔造影

行碘油造影可见碘油进入子宫肌层，阳性率约为20%。也有人采用过氧化氢溶液声学造影，认为可提高阳性率。

3.内镜检查

宫腔镜检查子宫腔增大，有时可见异常腺体开口，若用电刀挖除子宫内膜及其下方的可疑组织送病理检查，有时可以明确诊断。腹腔镜检查见子宫均匀增大，前后径更明显，子宫较硬，外观灰白或暗紫色，表面可见一些浆液性小泡。有时浆膜面突出紫蓝色结节。

4.CA125测定

子宫腺肌病患者血CA125水平明显升高，阳性率达80%。肌腺病患者CA125水平和子宫大小呈正相关。可与子宫肌瘤鉴别。

5.核磁共振

是国内外公认诊断子宫腺肌病最可靠的非创伤性方法，但因价格昂贵，仅在依靠其他非创伤性诊断方法仍不能诊断，而影响手术治疗的决策时才做。

四、治疗

视患者年龄、生育要求及症状轻重决定。

(一)药物治疗

目前尚无根治本病的有效药物。对年轻、有生育要求、近绝经期及症状较轻的患者可用Gn-RH-α、达那唑或米非司酮治疗。但停药后症状复现，子宫重新增大。

(二)手术治疗

子宫腺肌病患者症状严重、年龄较大、无生育要求者或药物治疗无效者，以全子宫切除为好，是否保留卵巢取决于有无病变和患者年龄。如合并盆腔子宫内膜异位症者，也尽可能切除病灶而保留卵巢功能，使患者走向自然绝经。

第九章　妊娠期母体生理的变化

妊娠后全身各个系统均发生一系列显著的生理改变，以适应不断增加的生理负担的需要，并持续整个妊娠期，分娩后2～6周这些改变才逐渐恢复到怀孕前的生理状态。但是其中乳房例外，如果需要哺乳，则在哺乳期继续分泌乳汁。

第一节　生殖系统及乳房的改变

一、子宫

子宫在妊娠后的改变最为明显。子宫的重量在孕期约可增加20倍，由孕前的50～60g左右，增加到足月时的1000～1200g；体积由孕前的7×5×$3cm^3$增大至孕足月达35×25×$22cm^3$；宫腔容量增加500～1000倍，由5～10mL平均增加到5000mL。

妊娠前半期，子宫肌壁增厚约2cm，子宫肌壁的肥大及增生是由雌激素、孕激素及绒毛人体催乳素刺激的结果。妊娠中期，子宫的增大则是激素和机械性两方面作用的结果。子宫肌肉在宽度与厚度上均有增加，每个肌细胞比未孕时增加17～40倍。胞浆内充盈着具有收缩性的肌动蛋白和肌浆蛋白，为临产后的子宫收缩提供物质条件。妊娠最后两个月时，子宫大小的增加主要是由于机械性的扩张。此时胎儿发育较快，对子宫壁产生压力因而使之拉长变薄。妊娠末期的子宫壁只有0.5～1cm厚。因此可以自腹部触及胎儿。

妊娠期，随着子宫的增大，其形状和位置也在改变。未孕时子宫壁坚而厚，稍扁平，早孕时外观像球形。几周后，子宫的长度与宽度均迅速增加，变成卵圆形。约在孕3个月时，宫底增大开始由盆腔上升到耻骨联合处，并继续增长进入腹腔内。孕中晚期时，由于乙状结肠和直肠均固定在骨盆腔的左后方，故妊娠子宫常有不同程度的右旋，其左侧边朝向前。

子宫的血液供应量增加20～40倍，子宫动脉逐渐变直是主要的供血来源。妊娠期，子宫血管的粗细、数目均有所增加，子宫动脉血管要粗几倍，静脉血管也随之增粗。以适应对子宫及胎盘血流量的供应，孕足月胎盘血流量高达500～700mL/min。其中5%供肌层，10%～15%供子宫蜕膜层，80%～85%供胎盘。当宫缩时，子宫血流量明显减少。产后约需1周，所有增大的血管均很快恢复到未孕时的水平。

孕12～14周起，子宫有不规则的无痛性收缩，随着孕周的增加，这种收缩的频率和幅度也相应增加。这种收缩是稀发的、不规律的和无痛的，收缩时子宫内压力不超过2kPa（15mmHg），也不使宫颈扩张。孕中期，子宫对催产素不敏感，此时使用催产素引产常失败。孕晚期，子宫对催产素的敏感性逐渐加强，孕末期引产时必须谨慎应用，密切观察宫缩与胎儿变化，以防止子宫发生痉挛性收缩或子宫破裂。

二、子宫颈与峡部

妊娠后，宫颈受雌激素和黄体酮的影响，也有显著的变化。宫颈血管增多，组织水肿，使子宫颈外观肥大、着色、变软。子宫颈管内腺体肥大，宫颈黏液分泌量增多，形成黏稠的黏液塞，有保护子宫腔免受外来感染侵袭的作用。孕期也常出现宫颈糜烂，多半是增生的柱状上皮向宫颈外口伸展所致。近产期时宫颈变短，并出现轻度扩张。峡部位于宫体与宫颈交界处，未孕子宫的峡部长约 1cm。妊娠后随着子宫的增大，峡部也变长，到妊娠 12 周增长约 3 倍，妊娠 16 周时胎囊充满宫腔，峡部扩展成为宫腔的一部分，以后峡部逐渐变长，形成子宫下段，到妊娠足月时可达 7～10cm。

三、卵巢和输卵管

妊娠期，卵巢和输卵管位置都有改变，血管分布也增加，输卵管变长、充血，但肌层并不增厚，黏膜上皮细胞变扁平，在基质中可见蜕膜细胞，有时黏膜也可见到蜕膜反应。卵巢增大，早期一侧卵巢有黄体及充血，妊娠黄体较大，占卵巢体积的一半，孕 10 周前黄体是产生雌孕激素主要器官，孕 10 周后黄体功能由胎盘取代，但黄体并不萎缩，直到分娩之后。

四、阴道

黏膜变软，充血水肿呈紫蓝色。皱襞增多，结缔组织变松软，伸展性增加。阴道脱落细胞增多，分泌物增多，常呈糊状。阴道上皮细胞含糖原增加，乳酸含量上升，使阴道分泌物 pH 降低，不利于一般致病菌生长，有利于防止感染。

五、外阴

外阴部表皮增厚，大小阴唇色素沉着，大阴唇内血管增多，结缔组织变松软，故伸展性增加，有利于胎儿娩出，小阴唇皮脂腺分泌增多。由于妊娠期增大的子宫压迫，下肢及盆腔静脉回流障碍，部分患者可出现外阴静脉曲张，此种情况产后可自行消失。

六、乳房

妊娠期，乳房腺体组织发育增大，乳房皮肤上出现妊娠纹，早期妊娠时乳房内血管增加，表浅静脉突起，因而孕妇感到乳房有触痛和刺痛，这是早期诊断妊娠的体征之一。乳头及乳晕变大并着色，乳晕的皮脂腺肥大、突起，如蒙氏结节。乳头易勃起以适应喂哺新生儿。乳房大小因人而异，平均每个乳房可增加到 700g 左右。

妊娠期间胎盘分泌大量雌激素，刺激乳腺腺管发育，分泌大量孕激素，刺激乳腺腺泡发育。此外，乳腺发育完善还需垂体催乳激素(PRL)、胎盘生乳素(HPL)以及胰岛素、皮质醇、甲状腺素等的参与。已知乳腺细胞膜上有垂体催乳激素受体，细胞质内有雌激素受体和孕激素受体。妊娠期虽有大量的多种激素参与乳腺发育，但也需做好泌乳准备，若妊娠期间并无乳汁分泌，与大量雌激素、孕激素抑制作用有关。产后胎盘激素停止分泌，在催乳素的作用下，乳汁排出，产后初期排出黄色乳汁，称为初乳。

第二节　心血管系统的改变

妊娠期，循环系统有较大的调整，以适应妊娠母体变化的需要，同时也保证胎儿正常的生长发育。

一、血液的变化

妊娠期母体血容量从妊娠第 6 周开始增加，在第 32～34 周最高，此后增加的速度变慢并持续到妊娠足月。总血容量在妊娠期平均增加30%～45%，即增加1～1.5L。这称为妊娠期高血容量。妊娠期血容量的增加，是指血浆及红细胞的量均增加。血浆量增加40%～50%，而红细胞增加18%～30%，形成血液稀释，出现妊娠期生理性贫血。在红细胞比容低于340mL/L，血红蛋白水平下降到100g/L或红细胞计数低于3.6×10^{12}/L时，即应考虑为贫血。妊娠期骨髓不断产生红细胞，网织红细胞轻度增多。为适应红细胞增加和胎儿生长及孕妇各器官生理变化的需要，容易缺铁。应在妊娠中、晚期开始补充铁剂，以防血红蛋白值过分降低。

白细胞从妊娠7～8周开始增加，至妊娠30周达高峰，孕晚期白细胞增加至（10～15）$\times10^{9}$/L，主要为中性粒细胞增多，淋巴细胞增加不多，而单核细胞和嗜酸性粒细胞几乎无改变。

妊娠期血液处于高凝状态。凝血因子Ⅱ、凝血因子Ⅴ、凝血因子Ⅶ、凝血因子Ⅷ均增加，血小板略有减少。妊娠晚期凝血酶原时间及部分孕妇凝血活酶时间轻度缩短，凝血时间无明显改变。血浆纤维蛋白原比非孕妇女约增加50%，于妊娠末期可达4000～5000mg/L。改变红细胞表面负电荷，出现红细胞钱串样反应，故红细胞沉降率加快。妊娠期纤维蛋白溶酶原增加，优球蛋白溶解时间延长，表明妊娠期间纤溶活性降低。有人认为妊娠为一慢性弥漫性血管内凝血过程，各种凝血因子合成大于消耗，为分娩准备，孕期血纤维蛋白原降解产物增多。

二、循环系统的变化

（一）心脏

妊娠期由于子宫增大，膈肌升高，心脏向左、向上、向前移位，更贴近胸壁，心尖部左移和心浊音界稍扩大。心脏容量从妊娠早期至妊娠末期约增加10%，心率每分钟增加10～15次，以适应妊娠的需要。心脏移位使大血管轻度扭曲，加之血流量增加及血流速度加快，在多数孕妇的心尖区及肺动脉区可听及柔和吹风样收缩期杂音，产后逐渐消失。心电图因心脏左移出现轴左偏。心音图多有第一心音分裂。

（二）每搏输出量

每搏输出量增加对维持胎儿生长发育极为重要。自孕10周开始，每搏输出量增加，至妊娠32～34周达高峰。左侧卧位测量每搏输出量可比非孕时增加30%，每次每搏输出量平均约为80mL，此后持续此水平直至分娩。孕妇每搏输出量对活动的反应较未孕妇女明显。临产后，特别在第二产程期间，每搏输出量显著增加。

（三）血压

正常孕期收缩压无明显改变，由于子宫－胎盘循环形成动、静脉短路，外周血管扩张，血液稀释，孕中期后舒张压稍有下降，脉压差增加，孕晚期血压可稍有增加，但收缩压的增加一般不超过4kPa（30mmHg），舒张压增加不超过2kPa（15mmHg）。孕妇体位可影响血压，坐位高于仰卧位。

（四）静脉压

孕期由于盆腔注入下腔静脉血量增多，增大的子宫压迫下腔静脉，血回流受阻，致使下肢静脉压明显增高，由0.981kPa（10cmH_2O）增加至1.6～2.94kPa（20～30cmH_2O）。孕期静脉扩张可出现下肢、外阴静脉曲张及痔。血管壁渗透性增加，出现下肢水肿。孕妇若长时间处于仰卧位姿势，可引起回心血量减少，每搏输出量随之减少，使血压下降，称为仰卧位低血压综合征。故孕期应经常侧卧，特别是孕晚期，解除子宫对下腔静脉压迫，改善静脉回流。

第三节　呼吸系统的改变

妊娠期间胸廓改变主要表现为肋膈角增宽，肋骨向外扩展，胸廓横径及前后径加宽使周径加大。孕妇于妊娠中期耗氧量增加 10%～20%，而肺通气量约增加 40%，有过度通气现象，使动脉血 PO_2，增高达 12.27kPa(92mmHg)，PCO_2 降至 4.27kPa(32mmHg)，有利于供给孕妇本身及胎儿所需的氧，通过胎盘排出胎儿血中的二氧化碳。于妊娠晚期子宫增大，膈肌活动幅度减少，胸廓活动加大，以胸式呼吸为主，气体交换保持不变，呼吸次数于妊娠期变化不大，每分钟不超过 20 次，但呼吸较深，妊娠期肺功能的变化有以下几种情况。

(1)肺活量无明显改变。

(2)通气量每分钟约增加 40%，主要是潮气量约增加 39%。

(3)残气量约减少 20%。

(4)肺泡换气约增加 65%。孕期由于上呼吸道黏膜充血、水肿，使局部抵抗力降低，易受感染。

第四节　泌尿系统的改变

由于孕妇及胎儿代谢产物增多，肾脏负担加重，从孕早期开始肾血流量及肾小球滤过率增加，中期增加近 50%，维持至足月。孕期肾小球滤过率增加，肾小管再吸收并不增加，肾排糖阈下降，孕妇饭后尿中常可查见尿糖，视为生理性糖尿。孕期尿素、尿糖、肌酐排泄量增加。孕早期胀大子宫挤压膀胱，孕晚期胎先露压迫膀胱，致使孕期及产后可有尿潴留、尿频、排尿困难。由于体位影响，夜尿常多于日尿。

受体内雌激素、孕激素影响，泌尿系统肌张力降低，孕中期始肾盂、输尿管轻度扩张，输尿管变粗，蠕动减慢，尿流缓慢，有尿潴留现象，并易受逆行性感染，发生肾盂肾炎。右侧输尿管易受右旋子宫压迫及右侧卵巢血管在骨盆入口处跨过输尿管处对输尿管的压迫，孕期易发生右侧肾盂肾炎。

第五节　消化系统的改变

妊娠时，唾液腺活动性增强，唾液分泌增多，唾液内酸度增加，故部分孕妇可有流涎，神经敏感者此种现象显著。

由于孕期激素的影响，唾液的 pH 改变可使口腔内牙龈充血、水肿、增生，致使部分孕妇出现牙龈出血、牙齿松动及龋齿。

随妊娠进展，胃肠道受增大子宫的推挤，胃被上举并向右旋转 45°形成水平位。肠道被推向上方和两侧。盲肠和阑尾向外上方移位，阑尾的基底部常在髂嵴水平，有时甚至可达上腹部或剑突下。由于上述解剖位置的改变，发生急腹症时体征有很大变异，对临床诊断有重要意义。

由于受大量性激素的影响，胃肠道平滑肌的张力减退，蠕动减少、减弱，胃排空推迟及肠运输时间延长，同时胃液中游离盐酸盐和总酸度均减少，氧化物正常或略增加。孕中晚期时胃部变压及贲门括约肌松弛，胃内酸性内容物可逆流至食管。因此临床可有上腹饱胀感，胃部灼热及“烧心”感。而肠蠕动减少，使粪便在结肠中存留时间长，因而粪便干结而有便秘，加之子宫对直肠的压迫，性激素对血管壁平滑肌的扩张作用，常可发生痔疮，或使原有痔疮加重。

肝脏不增大，肝功能无明显改变。胆管平滑肌松弛，胆囊排空时间延长，胆囊功能下降，常呈低张性扩张，胆汁黏稠，但其化学成分并无改变，一般认为妊娠有促使胆石形成之倾向。

第六节　内分泌系统的改变

一、垂体

妊娠期垂体的体积和重量均增加，体积比妊娠前增加20%～40%，重量几乎增加一倍。垂体前叶在妊娠期增大1～2倍，嗜酸性细胞肥大增多，形成“妊娠细胞”。产后有出血性休克者可使肥大的垂体缺血坏死，导致希恩综合征。

妊娠期垂体前叶分泌的垂体生乳素（PRL）、促甲状腺素（TSH）、促肾上腺皮质激素（ACTH）和黑色细胞刺激素（MSH）增多。PRL于孕7周即开始增多，并随孕周的增加而逐渐升高，血清PRL值可由非孕时的0.46nmol/L（10ng/mL）上升为足月妊娠时的9.1nmol/L（200ng/mL）。PRL有促进乳房发育的作用，为产后哺乳做准备。分娩后若不哺乳，于产后3周内降至非孕时水平，哺乳者则多在产后80～100d或更长时间才降至非孕时水平。TSH和ACTH的分泌增多，但无甲状腺或肾上腺皮质功能亢进的表现。

在妊娠早期，由于妊娠黄体继而又由于胎盘分泌大量雌激素及孕激素，对下丘脑及垂体的负反馈作用，促性腺激素（包括FSH和LH）分泌减少，故妊娠期间卵巢无卵泡发育成熟，也无排卵。

神经垂体（垂体后叶）不论催产素和加压素，组织结构或功能在孕期均无特殊改变。

二、甲状腺

妊娠期甲状腺组织增生和血运丰富，甲状腺呈均匀增大，造成甲状腺Ⅰ度～Ⅱ度肿大者占30%～40%。受大量雌激素影响，肝脏产生的甲状腺素结合球蛋白增加2～3倍。血液循环中的甲状腺素虽增多，但游离甲状腺素并未增多，故孕妇通常无甲状腺功能亢进表现。孕妇与胎儿体内的促甲状腺激素均不能通过胎盘，而是各自负责自身的甲状腺功能调节。

三、肾上腺

（一）皮质醇

为主要的理糖激素。使妊娠期雌激素大量增加，使由中层束状带分泌的皮质醇增多3倍，进入血液循环后75%与肝脏产生的皮质甾体结合球蛋白结合，15%与清蛋白结合。虽然血液循环中皮质醇大量增加。但仅有 10%为起活性作用的游离皮质醇，故孕妇并无肾上腺皮质功能亢进表现。

(二)醛固酮

为主要的理盐激素。由外层球状带分泌的醛固酮于妊娠期增加 4 倍，但仅有 30%～40%为起活性作用的游离醛固酮，不致引起过多的水钠潴留。

第七节 新陈代谢的改变

一、基础代谢率

基础代谢率于妊娠早期稍下降，于妊娠中期逐渐增高，至妊娠晚期可增高 15%～20%。这种增加氧的消耗，主要为胎儿和孕妇组织代谢作用增加引起。

二、碳水化合物代谢

妊娠期胎盘滋养层细胞所产生的胎盘生乳素、雌激素、孕激素等在外周组织中，都有拮抗胰岛素的功能，同时还有胎盘产生的大量破坏胰岛素的酶，故孕妇是以增加胰岛素的分泌来维持其体内的糖代谢；表现为胰岛的β细胞功能亢进，从孕中期时即已开始，接近预产期时达高峰。故孕妇空腹血糖值稍低于非孕妇女，做糖耐量试验时血糖增高幅度大，且恢复延迟。

由于妊娠 36 周后，乳腺开始产生乳糖，而乳糖可自尿中排出，即所谓乳糖尿。妊娠期尿糖可断断续续出现，与血糖浓度及胰岛素水平无关。因此妊娠期出现尿糖并不一定是糖尿病，同时尿糖量的增加也不一定表示糖尿病的病情加重，应进一步全面检查以明确诊断。

三、脂肪代谢

妊娠期肠道吸收脂肪能力增强，血脂增高，脂肪能较多积存。妊娠期能量消耗多，糖原储备减少。若遇能量消耗过多时，体内动用大量脂肪，血中酮体增加，发生酮血症，尿中出现酮体，多见于妊娠剧吐时，或产妇因产程过长，能量过度消耗使糖原储备量相对减少时。

四、蛋白质代谢

孕妇对蛋白质的需求量增加，呈正氮平衡状态。孕妇体内储备的氮，除供给胎儿生长发育及子宫、乳房增大的需要外，还为分娩、产后泌乳做准备。

五、矿物质代谢

孕妇体内潴留较多钠，除供给胎儿需要外，分布在母体细胞外液，保留一部分水，维持水平衡。孕期机体水分平均增加 7L，但水钠滞留与排泄形成适当比例而不引起水肿。孕末期细胞外液可增加 1～2L。钠水滞留与雌激素及醛固酮有关，它的排泄与孕激素、前列腺素及肾功能有关。

铁是血红蛋白、细胞色素酶及多种氧化酶的组成部分，与血液中氧的运输及细胞内氧化过程密切相关，孕期吸收及储存明显增多。随着妊娠进展，胎儿需要量增多及孕期血容量增加，有 1/3 孕母呈现缺铁现象，需补充铁剂，否则会因血清铁值下降发生缺铁性贫血。

供给胎儿骨骼生长需要大量钙，故应于妊娠最后3个月开始补充维生素D及钙，以提高血钙值。缺乏钙可造成抽搐，骨质疏松。

微量元素是体内某些酶活性基团的辅助因子及激活剂，各微量元素间相互协同及拮抗作用发挥生物学效应。多种人体必需的微量元素对胎儿生长发育极为重要。为此，孕期母体内微量元素产生一系列变化以适应生理需要。

血清锌在孕早期水平与非孕期同。于12周后下降，34～35周为最低值，产后5～7d恢复身孕前水平，血清锌下降原因可能与血容量增加、相对血稀释；血清蛋白相对减少；锌与蛋白结合的亲和力下降及胎儿需求增多有关。孕早期每日储存0.55mg，后半期需储存1mg。

铜与锌相互拮抗，孕期血清铜不断增加，铜锌比值随孕龄而增加，正常为0.9～1.2。孕晚期为非孕期2.2倍。每日需铜量2mg，产后四周恢复正常。

第八节　其　他

一、体重

体重于妊娠13周的无明显变化，妊娠13周起平均每周增加350g，直至妊娠足月时体重约增加12.5kg，包括胎儿、胎盘、羊水、子宫、乳房血液组织间液及脂肪沉积等。

二、皮肤

孕期垂体前叶分泌黑色素细胞刺激素。雌激素、孕激素也能刺激黑色素细胞分泌，使面部、乳头、乳晕、腹中浅部位出现色素沉着。

随着妊娠子宫胀大，孕妇腹壁皮肤的弹力纤维可能因过度伸展而断裂，形成多数紫色或淡红色不规则平行的裂纹，为妊娠纹。也可见于大腿内侧、乳腺，多见于初产妇。不久裂纹被纤维组织代替变为白色，终生遗留白色妊娠纹。

三、骨、关节

孕期由于骨盆关节及椎骨间关节松弛。孕妇常感到腰骶部及肢体疼痛不适，可能与孕期松弛素水平增高有关。松弛素在人体胎盘合体细胞滋养层及蜕膜层生成。随孕龄增长分泌量不断增加，它可使妊娠骨盐韧带，特别是耻骨韧带及骨盆关节松弛。骨质在妊娠期间一般无改变，但在妊娠次数过多、过密又不注意补充维生素D及钙时，能引起骨质疏松症。

第十章　妊娠合并症

第一节　妊娠合并心脏病

妊娠合并心脏病是严重的妊娠并发症，其发生率在1%～4%。妊娠与分娩均可给心脏增加额外负担，如心功能不良，极易造成严重后果。先天性心脏病(先心病)女性生存者且妊娠者逐渐增加，已跃居妊娠并发心脏病的首位，占妊娠并发心脏病的35%～50%。其他心脏病如心肌炎、妊娠期高血压病性心脏病、围产期心肌病等发生率也有所上升。妊娠合并心脏病，以风湿性心脏病最为常见，占80%左右，尤以二尖瓣狭窄最为多见，但近年来发病率逐渐下降，合并先心病的发病率增高。

妊娠期间，孕妇体内发生一系列变化，增加了心血管系统的负担。在正常情况下，心脏通过代偿可以承受，但若心脏功能因孕妇已患有心脏病而有所减退时，则此额外负担可能造成心脏功能的进一步减退，甚至引起心衰，威胁母婴生命，必须引起重视。

一、妊娠与分娩对心脏病的影响

(一)妊娠期

妊娠时血液总量增加30%～40%，心率加快，每搏输出量增加，至妊娠32～43周达最高峰，此时心脏负担亦最重。以后逐渐减轻，产后4～6周恢复正常。此外，水、钠潴留、氧耗量的增加、子宫血管区含血量的增加、胎盘循环的形成以及因横膈上升使心脏位置改变等，均使心脏的负担随妊娠期的增长而逐渐加重。

(二)分娩期

分娩期心脏负担的增加更为明显，第一产程每次宫缩时，增加了周围血液循环的阻力和回心血量，临产后，每次宫缩有300～500mL血液自宫壁进入中心循环，使心排出量增加约20%，平均动脉压增高约10%，致左心室负荷进一步加重。第二产程除宫缩外，腹肌与骨骼肌亦收缩，周围循环阻力明显增加，加上产时用力迸气，肺循环压力显著增高，同时腹压加大，使内脏血涌向心脏，故心脏负担此时最重。第三产程胎儿娩出后子宫缩小，血窦关闭，胎盘循环停止。存在于子宫血窦内的大量血液突然进入血液循环中，使回心血急剧涌向心脏，易引起心衰；另一方面，由于腹内压骤减，大量血液都淤滞于内脏血管床，回心血严重减少，造成周围循环衰竭。

(三)产褥期

产后3d内，组织内潴留的水分进入血液循环，致体循环血量有再度短暂的增加，心脏负荷又有所加重。由于上述原因，心脏病孕妇在妊娠32周时、分娩期及产后3d内心脏负荷最重，易发生心力衰竭。因此，对心脏病合并妊娠者，在处理上应加倍注意。

二、心脏病对胎儿的影响

心脏病对胎儿的影响，与病情严重程度及心脏功能代偿状态等有关。病情较轻、代偿功能良好者，对胎儿影响不大；如发生心衰，可因子宫淤血及缺氧而引起流产、早产或死胎。

三、妊娠合并心脏病的种类

多见先天性心脏病、风湿性心脏病、妊娠期高血压病心脏病、围产期心肌病、心肌炎等。

四、病史

妊娠本身可以出现一系列酷似心脏病的症状和体征，如心悸、气短、呼吸困难、水肿、乏力、心动过速等，还可使原有心脏病的某些体征发生变化。因此，在病史的采集过程中；要注意询问孕前的相关症状、妊娠后症状的改变以及以往与心脏病有关的病史等。

(一)现病史

1.疲劳乏力

平时四肢乏力易疲劳。一般体力活动(如登高、爬坡、快步行走、骑车或繁重家务操劳等)后即感体力不支。这是由于心排量低下，器官供血不能满足运动需要而使运动耐量降低所致。严重者可因脑缺血而引起劳力性晕厥。

2.呼吸困难

开始于剧烈运动后出现，随病情加重而于轻体力活动后出现气短，最后即使在休息状态下亦有呼吸困难。这是由于肺淤血使肺顺应性降低及肺泡壁的通透性降低，影响了气体交换的缘故。肺淤血严重者可出现阵发性夜间呼吸困难，即夜间于熟睡中突感胸闷、气短而憋醒，必须立即坐起或站立才能有所缓解。

3.心悸

患者心搏加快，自觉心慌。这是由于左心排血量减少，反射性增加心率以增加心排量所致。

4.咳嗽、咯血

多在劳累或夜间平卧时发作，为频繁发生的干咳或咯出粉红色泡沫痰或痰中带血丝。

5.发绀

由于心排量不足，口唇、四肢末梢冰冷发绀而出现发绀。在二尖瓣狭窄明显者、严重的先天性心脏病患者可以出现发绀。

6.右心衰竭

(1)消化道症状可有食欲不振、恶心、腹胀。

(2)泌尿系统可以出现尿少，尿中出现少量蛋白。

(3)肝压痛及黄疸，因急性肝脏充血肿大，由于肝包膜紧张而有疼痛感，每当劳累及触碰时可使疼痛加重，慢性心力衰竭、长期肝淤血者则疼痛不明显。

(4)呼吸困难。

(二)既往史

了解是否有心脏病病史、孕前心力衰竭史及链球菌感染病史，如猩红热、急性扁桃体炎、中耳炎、淋巴结炎等急性链球菌感染史；以往是否有疲劳乏力、心悸、气短、呼吸困难或夜间端坐呼吸、水肿和发绀等症状。特别注意询问在幼儿时是否有类似症状，因为先心病发病时间常在婴幼儿期。

(三)手术史

了解以往是否有心脏手术史，如瓣膜分离术、瓣膜球囊扩张术、房室间隔缺损修补术等。

先心病手术常在婴幼儿时进行，应注意询问。

(四)家族史

先心病有遗传因素，可由染色体畸变、单基因突变及多基因遗传所引起。应询问父母及兄弟姐妹是否有心脏病病史。母亲是否患有胰岛素依赖性糖尿病、系统性红斑狼疮、孕期风疹，因其可增加先心病的发生率。

五、体格检查

(一)心脏

(1)心尖搏动部位常有异常体征，如心尖搏动弥散，胸骨左缘有抬举性搏动，心尖部可扪及舒张期震颤等。

(2)心浊音界扩大。

(3)可听到舒张期、舒张前期杂音，或有Ⅲ级或Ⅲ级以上粗糙的收缩期杂音，病变部位杂音最为明显，如风心病二尖瓣狭窄时可听到舒张期由弱转强的隆隆样典型的二尖瓣狭窄的杂音；先心病房间隔缺损时在胸骨左缘第 2 肋间可听到Ⅱ～Ⅲ级收缩期吹风样喷射性杂音；先心病室间隔缺损时在胸骨左缘第 3、4 肋间可闻及响亮而粗糙的全收缩期反流性杂音；动脉导管未闭在胸骨左缘第 2 肋间可听到典型的响亮的连续性机器声样杂音。

(4)可有心律失常。

(二)肺脏

一般无明显体征。重症患者可闻及哮鸣音或干、湿啰音。

(三)肝脏

可有肿大、压痛。

(四)水肿

皮下水肿常发生于颈静脉充盈与肝肿大之后。一般认为，水肿出现前已有体内水潴留，表现为体重增加，超过 5kg 以上即出现可凹性水肿。发生部位开始在身体最低处，晚期可发展为全身性。

(五)胸腔积液

多见于右侧，出现双侧胸腔积液时常以右侧为多。胸膜壁层与脏层分别回流到上腔静脉、肺静脉与支气管静脉，因此，于全心衰竭，体、肺静脉压力都增高时才能出现胸腔积液；又因右肺的平均静脉压较左侧高，同时右肺容积较左肺大，表面积亦大，渗出面积大，故右侧胸腔积液多见且其量较左侧多。

(六)腹腔积液

是因肝淤血，静脉压高，使体液渗入肝组织间隙内，经淋巴管、肝包膜而渗透到腹腔内，形成腹腔积液。

(七)心包积液

是心包内生理性心包液经淋巴回流至右心的循环失调而造成心包内积液，但其量不太多，因而不致造成心包堵塞。

六、辅助检查

(一)心电图和心向量图

不同的疾病有不同的表现。二尖瓣狭窄显示二尖瓣型 P 波，即 P 波时限延长并呈双峰；房间隔缺损可有完全性右束支传导阻滞、不完全性右束支传导阻滞和右心室肥大，伴心电轴右偏；室间隔缺损可显示左心室肥大，左右心室合并肥大，不完全性右束支传导阻滞等变化。肺动脉显著高压时，心电图和心向量显示右心室肥大伴有劳损的变化。发展到心力衰竭时可出现心房颤动、心房扑动、ST 段及 T 波异常改变等。

(二)X 线检查

胸部心、肺相所见与病情轻重有直接关系。轻度病变可无明显改变。中度以上病变可呈现不同的 X 线变化。如二尖瓣狭窄患者可示肺静脉高压、肺静脉扩张、肝淤血、肺野透明度下降、心胸比例增大、右心缘扩大等表现；室间隔缺损可示肺野充血，肺动脉增粗，肺总动脉明显突出，肺门血管影粗而搏动强烈，形成所谓肺门舞蹈症，右心房及右心室增大，主动脉弓影则缩小等。

(三)超声心动图

早期 M 型超声心动图可发现瓣膜病变的图像，但不能诊断瓣膜狭窄的程度、瓣口大小，更不能判断瓣叶的运动及瓣下结构的病变情况。近年来，彩色多普勒血流显像技术(CD-P1)广泛采用，可随时观察瓣膜结构整体运动情况、病变位置、病变性质及程度，测定房、室腔大小，血流方向、速度、压力及反流量等。不但在解剖结构而且在血流动力学方面都可提供诊断依据，同时对心内其他结构及功能异常亦可确定，以诊断可能合并存在的病症，是为当前最佳的无创检查方法。

七、诊断

(一)诊断要点

1. 临床表现

(1)病史：有心脏病史、心力衰竭史、心脏手术史。

(2)症状：病情轻者可无症状；重者可能出现心慌、憋气、呼吸困难，夜间不能平卧。

(3)体检：口唇发绀，心脏扩大，有Ⅱ级以上性质粗糙、响亮、时限较长的收缩期杂音，二尖瓣区有舒张期或舒张前期雷鸣样杂音，心动过速或心律不齐。

(4)心脏病对妊娠和分娩的影响程度与心脏代偿功能有关，代偿功能的判定系根据日常体力活动时的耐受力如何为标准，分为四级。

第一级：一般体力活动时无心脏功能不全表现。

第二级：一般体力活动略受限制，休息时正常，在日常体力活动后有疲乏无力、心慌气短等表现。

第三级：一般体力活动明显受限，操作少于日常体力活动时即出现明显症状。以往有过心衰史，均属此级。

第四级：休息时仍有心脏功能不全表现。心脏代偿功能在三级以上者，常突然发生严重心衰，因此，早期诊断和处理极为重要。心衰的早期表现为轻微活动即有心慌、胸闷、气短，脉搏在 110 次/min 以上，呼吸在 24 次/min 以上及肺底部可听到少量持续性湿啰音等；较严重时表现为咳嗽、咯血及粉红色泡沫样痰(其内可找到心衰细胞)、唇面发绀、颈静脉怒张、下肢明显浮肿，静卧休息时呼吸脉搏仍快、肺底部有持续性湿啰音及肝脾肿大、压痛等；最严重时表现为端坐呼吸、口周颜面发绀更重、心动过速或心房纤颤等。

(5)妊娠期早期心力衰竭的诊断：妊娠合并心脏病的孕妇，若出现下述症状与体征，应考虑为早期心力衰竭。轻微活动后即出现胸闷、心悸、气短。休息时心率每分钟超过 110 次，呼吸每分钟超过 20 次。夜间常因胸闷而坐起呼吸，或到窗口呼吸新鲜空气。肺底部出现少量持续性湿啰音，咳嗽后不消失。

2. 辅助检查

超声心动图可提示心内结构异常。心电图可提示各种心律失常、ST－T 段改变。X 线片可提示心脏扩大。

(二)鉴别诊断

妊娠合并心脏病由于其症状和体征的特异性，不难和其他疾病相鉴别，重在自身鉴别。

1. 先天性心脏病

先心病患者一般发育差，瘦小，不喜活动，有劳累后心悸、气短、咳嗽或咯血，发生右向左分流时出现发绀，长期慢性缺氧者有杵状指(趾)，心房、心室扩大可使胸前异常隆起。无发绀型的轻患者可无明显症状。发育营养正常，仅在产前例行检查时发现心脏杂音而诊断。如在胸骨左缘第 2 肋间听到Ⅱ～Ⅲ级收缩期吹风样喷射性杂音考虑为房间隔缺损；在胸骨左缘第 3、4 肋间闻及典型的响亮的连续性机器声样杂音考虑为动脉导管未闭等。经常出现发绀者多为法洛四联症，检查时注意有无下肢水肿、颈静脉怒张、肺湿啰音、肝脾肿大等肺动脉高压及心力衰竭等症候。注意有无先心病静脉怒张、肺湿啰音、肝脾肿大等肺动脉高压及心力衰竭等症候。若怀疑先心病者应进一步做 X 线、心电图及心动超声检查，并请内科医师会诊，及早确诊，拟定处理方案进行孕产期监护。

2. 风湿性心脏病

(1)由于妊娠期心脏负荷增加，部分既往无心脏病史者可于常规检查时发现异常杂音而获诊断。

(2)风湿热及有关病史阴性时不能排除。

(3)风湿性心肌炎或瓣膜病史、心力衰竭史。

(4)心脏检查特征，令患者仰卧，略倾身左侧，心尖触诊有震颤；叩诊注意左、右心室扩大；听诊可闻及心尖部隆样舒张期杂音或Ⅲ级以上全收缩期高调杂音，P＞A；有时可有心律失常。

(5)肺静脉和肺毛细血管淤血及压力升高引起劳力性呼吸困难、发绀、咯血和咳嗽等。重度二尖瓣狭窄伴有肺淤血者常有轻度发绀，多见于面部和口唇，即所谓“二尖瓣面容”。

(6)注意急性风湿热症状，如近期上呼吸道感染、发热、关节痛、皮下结节、环形斑等。

(7)X 线检查左心房扩大，肺动脉段突出、正常心腰消失，肺动脉高压使右心室向前增大，二尖瓣关闭不全者左心室扩大并充盈急促，吞钡后可见食管因左心房扩大而向后移位，心电图检查二尖瓣狭窄者可见 P 波延长，二尖瓣关闭不全者左心室肥大；超声心动图显示二尖瓣病变。实验室检查血液白细胞计数增高或抗“O”＞500U 时注意有无风湿存在。

3. 妊娠期高血压病心脏病

对中、重度妊娠期高血压病患者应警惕心力衰竭，尤其要求对早期心力衰竭应及时识别。临床上发现患者疲劳、心率快、咳嗽、特别是夜间呛咳且不能平卧或肺底有湿啰音时要引起重视，不要当作一般呼吸道感染处理，心电图检查出现 T 波及 ST 段异常，X 线检查心脏扩大者皆应考虑心力衰竭。

4. 围产期心肌病

晚期妊娠或产后无诱因出现呼吸困难、咯血、胸痛、肝脾肿大、水肿等心力衰竭的症状应考虑围产期心肌病。胸部 X 线摄片见心脏增大、肺淤血，心电图示左室肥大和 ST 段及 T 波异常改变，可伴有各种心律失常。本病患者一部分可因心力衰竭、肺梗死或心律失常而死亡，一部分患者经临床治疗得以恢复，再次妊娠可能复发。

5. 心肌炎

近年病毒性心肌炎呈增多趋势，心肌炎及其后遗症患者并发妊娠的比率也在增加。急慢性心肌炎个体表现差异较大，临床诊断较为困难。主要表现为既往无心瓣膜病、冠心病或先心病，在病毒感染后 1～3 周出现乏力、心悸、呼吸困难和心前区不适。检查可见心脏扩大，出现与发热不相称的持续性心动过速、室性早搏、房室传导阻滞和 ST 段及 T 波异常改变等。病原学检查和心肌酶谱可协助诊断。一部分患者呈慢性病程，表现为扩张型心肌病。心肌炎扩张型心肌病患者一旦妊娠，发生心力衰竭的危险性很大，一般不宜妊娠。急性心肌炎病情控制良好者，可在密切监护下妊娠。

八、防治

(一)妊娠期

能否继续妊娠取决于孕妇的心脏代偿功能情况、心脏病的类型、具体医疗条件等方面。一般心功能Ⅲ级以上者，不宜妊娠。心功能Ⅰ级～Ⅱ级者虽可妊娠也应密切观察，防止发生心力衰竭。心脏手术后妊娠，如心脏瓣膜置换术后的妇女可否妊娠则取决于原发病变是否消除和心功能改善的程度。此类孕妇妊娠期应加强监护，用药时选用对胎儿影响小的药物。

1. 终止妊娠

凡不宜妊娠的心脏病孕妇应在孕 12 周前行人工流产。终止妊娠的指征：①心脏病较重，代偿功能在三级以上者；②既往妊娠有心衰史或妊娠早期即发生心衰者；③风湿性心脏病有中、重度二尖瓣病变伴有肺动脉高压者或发绀型先心病；④患有活动性风湿热、亚急性细菌性心内膜炎及有严重的心律失常者；⑤严重的先天性心脏病及心肌炎。终止妊娠的方法为最好在妊娠 3 个月内行人工流产术。已发生心力衰竭者应待病情控制后，再根据孕周选择相应的终止妊娠方式。

2. 继续妊娠的处理

(1)加强孕期检查。

(2)保证充分休息和睡眠，避免劳累，每日至少保证 10h 睡眠。

(3)纠正贫血，给予营养丰富的高蛋白、高维生素、低盐、低脂肪饮食。

(4)积极预防和及早纠正各种妨碍心功能的因素和并发症。如贫血、维生素 B 族缺乏、上呼吸道感染、妊娠高血压综合征等

(5)最好在预产期前两周入院待产。有心力衰竭征象者应及时入院治疗。

3. 急性右心衰的紧急处理

原则是减少肺循环血量和静脉回心血量、改善肺气体交换、增加心肌收缩力和减轻心脏前后负荷。取半卧位或坐位，高流量(6～8L/min)面罩或加压供氧。给呋塞米 40mg 或依他尼酸 50mg 以 25%葡萄糖液稀释后静滴，可快速减少血容量。适当应用血管扩张剂，如硝酸甘油 0.3mg 或硝酸异山梨酯 5～10mg 舌下含服，可减低肺毛细血管楔压或左房压，缓解症状。氨茶碱 0.25g 稀释后缓慢静注，可解除支气管痉挛，减轻呼吸困难，增强心肌收缩力。速效洋地黄制剂毛花苷 C 0.4mg 稀释后缓慢静注，以增强心肌收缩力和减慢心率。急性肺水肿时，可用吗啡 3～5mg 静脉注射(或 5～10mg 皮下注射)可减少烦躁不安和呼吸困难，并能减少回心血量而起静脉泻血作用。地塞米松 10～20mg 静脉注射可降低外周阻力，减少回心血量和解除支气管痉挛。

(二)分娩期

1. 剖宫产术

过去除有产科指征外，一般不采用剖宫产术。近年随着麻醉技术的进展，对心脏病孕妇剖宫产分娩的看法有所改变。认为在硬膜外麻醉下剖宫产引起的血流动力学改变，比阴道分娩者小，故可适当放宽剖宫产指征，但手术应在有心脏监护条件的医院内进行，并严格注意手术前后各项事项，如术时尽量减少出血、注意控制输液量和输液速度等。

2. 经阴道分娩

心功能Ⅰ～Ⅱ级，胎儿中等大小，胎位正常，宫颈条件良好者可经阴道试产。

第一产程：精神上鼓励和安慰产妇，消除其紧张情绪。适当使用镇静止痛剂，估计 6h 以内胎儿不会娩出时，可根据产妇的一般情况、宫缩状态，酌情选用地西泮、异丙嗪或哌替啶等。随时检查脉搏、呼吸、血压及心功能变化，有心脏功能代偿不全者取半坐位，给氧，同时用强心剂。常用毛花苷 C 0.4mg 加入 50%葡萄糖液 20mL 缓慢静脉推注，必要时每隔 4～6h 重复给药一次，0.2mg/次。临产后即用抗生素防止感染，至产后 1 周左右无感染征象时停用。

第二产程：尽量让产妇减少屏气用力，争取缩短产程。宫口开全后，酌情采取会阴切开术、产钳术或胎头吸引术，臀位者行臀牵引术，死胎行穿颅术，减少产妇体力消耗，缩短产程。

第三产程：可给予镇静剂，如吗啡、哌替啶。为防止腹压骤然降低引发心力衰竭，胎儿娩出后，应立即用沙袋加压腹部，一般不常使用宫缩剂，以免回心血量骤增。产后出血较多时可考虑用缩宫素，而不用有升高静脉压作用的麦角新碱及垂体后叶激素。必要时可输血，但输入速度宜慢。分娩结束后，不要马上移动产妇，继续观察 2h，病情稳定后可回病房。

(三)产褥期

由于产后数天内仍有发生心力衰竭的可能，仍需严密观察脉搏、心率、血压及体温。卧床 1～2 周，保证产妇休息，必要时给予小剂量镇静剂。心功能Ⅲ～Ⅳ级者不应哺乳。继续使用抗感染药物，预防细菌性心内膜炎及产后感染。

(四)绝育和以后再妊娠问题

患有风湿性心脏病孕产妇年龄越大，分娩时危险性越大，故不应再妊娠，应指导避孕或绝育。一般在产后7d左右行输卵管结扎术。心功能Ⅲ～Ⅳ级的孕妇最好不做输卵管结扎术，其丈夫可做输精管结扎术。有的产妇可延期至产后1～6周，待病情稳定，体力恢复后再行输卵管结扎术。

第二节 妊娠合并急性病毒性肝炎

妊娠合并病毒性肝炎严重威胁孕产妇生命安全，是孕产妇死亡主要原因之一，仅次于妊娠合并心脏病。按病原分为甲、乙、丙、丁、戊型五种肝炎，以乙型肝炎多见。

一、妊娠对病毒性肝炎的影响

妊娠加重肝脏负担，易患病毒性肝炎，也易使原有的肝炎病情加重，重症肝炎的发生率明显增加，原因：妊娠期新陈代谢明显增加，营养消耗增多，肝内糖原储备降低，不利于疾病恢复。妊娠期产生多量雌激素需在肝内灭活并妨碍肝对脂肪的转运和胆汁的排泄。胎儿代谢产物需在母体肝脏解毒。并发妊娠期高血压病时常使肝脏受损，易发生急性重型肝炎。分娩时体力消耗、缺氧、酸性代谢物质产生增加，加重肝损害。

二、病毒性肝炎对妊娠的影响

(一)对母体的影响

妊娠早期可使早孕反应加重，妊娠晚期易患妊娠高血压综合征。由于肝功能受损、凝血因子合成功能减退，产后出血率增高。若为重症肝炎，常并发DIC，出现全身出血倾向，直接威胁母婴生命。孕妇死亡和重症肝炎发生率均增高。

(二)对胎儿的影响

妊娠早期患病毒性肝炎，胎儿畸形、流产、早产、死胎、死产和新生儿死亡率明显增高。肝功能异常孕产妇的围产儿死亡率高达46%。

(三)母婴传播

其传播情况因病毒类型不同而有所不同。

1. 甲型肝炎病毒（HAV）

为RNA病毒，主要经粪－口途径传播。HAV不会经胎盘感染胎儿，仅在分娩前后产妇有HAV病毒血症时，可能发生母婴传播。

2. 乙型肝炎病毒（HBV）

为DNA病毒。HBV的母婴传播方式为重要传播途径，包括宫内传播；分娩时经产道接触母血及羊水传播；产后接触母亲唾液或母乳传播。妊娠晚期患急性乙肝、e抗原阳性及HBV DNA阳性者易发生母婴传播。

3. 丙型肝炎病毒（HCV）

属RNA病毒，存在母婴传播。感染途径同乙肝。

4. 丁型肝炎病毒（HDV）

是一种缺陷性负链RNA病毒。需同时有乙肝病毒感染，母婴传播较少见。

5. 戊型肝炎病毒（HEV）

为RNA病毒。其传播途径及临床表现类似甲型肝炎，但孕妇易感且易为重症，死亡率较高。对戊肝母婴传播研究较少，尚未发现母婴传播病例。

三、诊断

妊娠期病毒性肝炎诊断比较困难，尤其在妊娠晚期，因可伴有其他因素引起的肝功能异常，不能仅凭转氨酶升高做出肝炎诊断。

(一)病灶

有与病毒性肝炎患者密切接触史，半年内曾接受输血、注射血制品史。

(二)病毒性肝炎的潜伏期

甲型肝炎为2.7周(平均30d)；乙型肝炎为1.5～5个月(平均60d)；丙型肝炎为2～26周(平均7.4周)；丁型肝炎为4～20周；戊型肝炎为2～8周(平均6周)。

(三)临床表现

常出现消化系统症状，如食欲减退、恶心、呕吐、腹胀、肝区痛等，不能用妊娠反应或其他原因加以解释；继而出现乏力、畏寒、发热，部分患者有皮肤巩膜黄染、尿色深黄；可触及肝肿大，肝区有叩击痛。妊娠晚期受增大子宫影响肝脏极少被触及，如能触及应想到肝脏异常。

(四)辅助检查

血清ALT增高。病原学检查，相应肝炎病毒血清学抗原抗体检测出现阳性。血清总胆红素在17μmol/L(1mg/dl)以上，尿胆红素阳性。PCR检查肝炎病毒DNA或RNA阳性为病毒复制的指标。

(五)妊娠合并重症肝炎的诊断要点

主要有以下几点：①消化道症状严重，食欲极度减退，频繁呕吐，腹胀，出现腹腔积液；②黄疸迅速加深，血清总胆红素值大于171μmol/L；③出现肝臭气味，肝呈进行性缩小，肝功能明显异常，酶胆分离，白/球蛋白倒置；④凝血功能障碍，全身出血倾向；⑤迅速出现肝性脑病表现，烦躁不安、嗜睡、昏迷；⑥肝肾综合征出现急性肾功能衰竭。

(六)乙型肝炎病毒血清学标记及其临床意义

孕妇感染HBV后血液中可出现相应的血清学标志物。

四、鉴别诊断

(一)妊娠剧吐引起的肝损害

黄疸较轻，ALT轻度升高，尿酮体阳性。纠正酸碱失衡与水、电解质紊乱后，病情迅速好转。肝炎病毒抗原系统血清学标志有助于鉴别。

(二)妊娠期高血压病引起的肝损害

ALT、AST轻度或中度升高，胃肠道症状不明显，常伴高血压、蛋白尿和水肿，妊娠结束后迅速恢复。但应注意妊娠期肝炎常合并妊娠期高血压病。

(三)妊娠期肝内胆汁淤积症

常有家族史或1∶3服避孕药后发生上述症状的病史。为妊娠28周前后出现瘙痒和轻度黄疸的综合征。易导致胎儿窘迫、早产、流产、死胎，围产儿死亡率增高。患者一般状态好，无消化道症状。呈梗阻性黄疸表现，血清直接胆红素升高，多不超过102.6μmoL/L(6mL/dl)。ALT正常或轻度升高。血清胆酸明显升高。

（四）妊娠急性脂肪肝

为妊娠晚期特有的疾病，以初产妇及妊娠期高血压病孕妇居多，有明显的消化道症状、黄疸、出血倾向和肝肾功能衰竭，易误诊为急性重症肝炎，病因不明。尿胆红素多为阴性。B 型超声显示强回声的“亮肝”，CT 见肝大片密度减低区对诊断极有帮助。肝活检小叶中心肝细胞急性脂肪变性与急性重症肝炎时肝细胞广泛坏死截然不同。

（五）妊娠期药物性肝损害

有应用损害肝细胞药物（氯丙嗪、苯巴比妥、红霉素、异烟肼、利福平等）史，主要表现为黄疸及 ALT 升高，有时有皮疹、皮肤瘙痒，嗜酸粒细胞增高。停药后多可恢复。

五、预防

孕妇应加强营养，摄取高蛋白、高碳水化合物和高维生素食物。注意个人卫生与饮食卫生。有与甲型肝炎患者密切接触史者，可注射丙种球蛋白。预防乙肝可注射乙型肝炎免疫球蛋白（HBIG）。

（一）加强围产期保健

重视孕期监护，将肝功及肝炎病毒血清学抗原、抗体检测列为产前常规检测，并定期复查。对 HBsAg、HBeAg 阳性孕妇分娩时，应严格实行消毒隔离制度。防止产伤及新生儿损伤、羊水吸入等，以减少垂直传播。

（二）乙型肝炎的免疫预防

有效办法是注射 HBIG 或/和乙型疫苗。我国新生儿出生后常规进行免疫接种。

1. 主动免疫

新生儿出生后 24h 内肌内注射乙型肝炎疫苗 5μg，生后 1 个月、6 个月再分别注射 5μg 免疫率达 75%。

2. 被动免疫

新生儿出生后立即肌内注射 HBIG 0.5mL，生后 1 个月、3 个月再各肌内注射 0.16mL/kg，可减少或阻止 HBV 进入肝脏，免疫率达 71%。

3. 联合免疫

乙型肝炎疫苗按上述方法进行，HBIG 改为出生后 12h 肌注 0.5mL。出生后第 14 天再注射同等剂量。在主动免疫建立之前，先获得被动免疫，使有效保护率达 94%。

（三）丙型肝炎的预防

目前丙型肝炎病毒尚无特异的免疫方法。丙型肝炎以医源性传播为主。保护易感人群可用丙种球蛋白对人群进行被动免疫。对抗 HCV 阳性母亲的婴儿，在 1 岁前注射免疫球蛋白可对婴儿起保护作用。

六、治疗

（一）妊娠期病毒性肝炎处理原则

与非孕期相同。注意休息，加强营养，积极进行保肝治疗。有黄疸者应立即住院，按重症肝炎处理。避免应用可能损害肝脏的药物。注意预防感染。

(二)重症肝炎的处理要点

1. 预防及治疗肝昏迷

重症肝炎时，因蛋白质代谢异常，给谷氨酸钠(钾)每日23～46g或精氨酸25～50g静脉滴注以降低血氨，改善脑功能。六合氨基酸注射液250mL，每日1～2次静滴，调整血清氨基酸比值，使肝昏迷孕妇清醒。高血糖素1mg、胰岛素8U溶于10%葡萄糖250mL内，再加50%葡萄糖20mL、10%氯化钾8mL缓慢静滴，每日1～2次，调节肝细胞代谢，促使肝细胞再生。每日给予辅酶A 50U，三磷酸腺苷20mg以保肝。新鲜血浆200～400mL，每周2～4次；清蛋白10～20g，每周1～2次，静脉滴注，既补充营养又增强免疫功能。

2. 预防及治疗DIC

DIC是妊娠期重症肝炎的主要死因，特别在妊娠晚期，应进行凝血功能检查。若有异常应补充凝血因子，如输新鲜血、凝血酶原复合物、纤维蛋白原、抗凝血酶E和维生素K等。有DIC者可酌情应用肝素治疗。产前4h至产后12h内不宜应用肝素钠，以免发生产后出血。

(三)产科处理

1. 妊娠期

妊娠早期患急性肝炎，应积极治疗，待病情好转行人工流产。妊娠中、晚期给予维生素C、维生素K，并积极治疗妊娠期高血压病，若经治疗病情继续发展，应考虑终止妊娠。

2. 分娩期

分娩前备好新鲜血液，宫口开全后可行胎头吸引术助产，以缩短第二产程。防止产道损伤和胎盘残留。胎肩娩出后立即静注缩宫素以减少产后出血。对重症肝炎，经积极控制24h后迅速终止妊娠。分娩方式以剖宫产为宜。

3. 产褥期

应用对肝脏损害较小的广谱抗生素预防感染，是防止肝炎病情恶化的关键。给予头孢菌素或氨苄西林等。严密观察病情及肝功能变化，对症治疗，防止演变为慢性肝炎。HBsAb阳性产妇产后可以哺乳。虽乳汁中能检出HBsAg，但母乳喂养可促使婴儿产生HBsAb，有利于消除体内HBsAg。防止母婴传播的根本办法是免疫预防。对HBeAg阳性产妇能否哺乳尚有争议。如需回奶，不用对肝脏有损害的雌激素，可口服生麦芽或乳房外敷芒硝。

第三节　妊娠合并血小板减少性紫癜

妊娠合并血小板减少性紫癜，可分为原发性和继发性两种。由于妊娠期间血液稀释，常使本病加重。严重时可发生胎盘早剥，脑出血导致孕产妇死亡，围产儿死亡，分娩时加重出血。是妊娠期、分娩期严重的内科合并症之一。

一、病因和发病机制

原发性血小板减少性紫癜(ITP)，是一种自身免疫性疾病，体内产生损害自身血小板的IgG抗体；这种抗血小板的IgG主要产生于脾脏，被抗体致敏的血小板很易在脾脏内被清除，脾脏同时可产生血小板凝集因子，破坏致敏的血小板。此种患者体内血小板存活期仅为40～230min。IgG可通过胎盘，使新生儿出生后出现暂时性血小板减少的临床表现。

继发性血小板减少紫癜多由于感染、药物过敏、DIC、红斑狼疮和血液病所致，妊娠期较少见。

二、病情分析

(一)妊娠对 ITP 的影响

妊娠一般不影响本病进程及预后，但妊娠可使稳定型的 ITP 患者复发，也可使活动型的 ITP 病情加重，出血机会增加。

(二)ITP 对妊娠的影响

主要是出血，尤其是血小板低于 $50\times10^9/L$ 的孕妇。在分娩过程中，产妇用力屏气可以诱发颅内出血、产道裂伤出血及血肿形成。如产后子宫收缩良好，产后大出血并不多见。ITP 患者妊娠时，发生自然流产、早产以及围生期母儿死亡的危险性均较正常产妇高。

(三)ITP 对胎儿及新生儿的影响

由于部分抗血小板抗体可通过胎盘进入胎儿血液循环，引起胎儿血小板破坏，导致胎儿、新生儿血小板减少。在母体血小板低于 $50\times10^9/L$ 的孕妇中，胎儿或新生儿发生血小板减少的概率为 9%～45%，严重者有发生颅内出血的危险。这种血小板减少多为一过性，出生后脱离母体，新生儿体内的血小板抗体逐渐消失，血小板将逐渐恢复正常。胎儿及新生儿血小板减少的机会与母体血小板不一定成正比。胎儿出生前，母体抗血小板抗体含量可间接帮助了解胎儿血小板的情况。诊断胎儿血小板减少往往需要胎儿头皮采血或经母体腹壁脐静脉穿刺抽血证实，但穿刺往往会造成凝血功能差的胎儿失血。

三、诊断要点

(1)有黏膜，皮肤等出血史。临床出现出血及皮肤出血点、瘀斑。

(2)有导致血小板减少的诱因，如感染、药物过敏、DIC、红斑狼疮等病史。

(3)实验室检查见血小板减少，凝血酶原时间、凝血时间延长，毛细血管脆性试验阴性，血小板抗体检查阳性。骨髓象显示巨核细胞增多或正常，但不减少，而成熟型血小板减少。抗血小板抗体多为阳性。

(4)应排除其他原因引起的血小板减少，如再生障碍性贫血、药物性血小板减少、妊娠合并 HELLP 综合征、遗传性血小板减少等。

四、治疗要点

(一)不宜妊娠指征

(1)血小板减少性紫癜病情始终不平稳，血小板小于 $50\times10^9/L$，并有出血倾向者，不宜妊娠。

(2)孕 12 周以前血小板减少性紫癜病情严重，需用激素治疗者，为防胎儿畸形，应及时终止妊娠。

(二)药物治疗

(1)定期动态监测血小板计数。如果血小板大于 $50\times10^9/L$，临床无小血倾向，可以给予维生素 C、叶酸、硫酸亚铁、氨肽素 5 片，每日 3 次，口服。

(2)当血小板小于 $50\times10^9/L$，临床出现出血倾向时：①输注新鲜血或血小板。②地塞米松 5～10mg 每日 3 次，口服，或泼尼松每天 60～100mg，连服 5d，停药 2d；或连服 3d，停药 1d。持续 3～4 个周期，病情好转后再减量，也可静脉注射氢化可的松。③输入丙种球蛋白，可竞争性抑制单核巨噬细胞系统的 Fc 受体与血小板结合，减少血小板的破坏。大剂量丙种球蛋白 400mg/(kg·d)，5～7d 为 1 个疗程。

(三)脾切除

血小板急剧减少，输血小板、激素、免疫抑制剂治疗效果不明显时，可以考虑施行脾切除术，有学者主张在妊娠 3～6 个月间，或剖宫产术中同时切除脾脏，从而去除产生血小板抗体和破坏血小板的场所。

(四)免疫抑制剂或化学药物

可用于激素治疗和脾切除无效者，主要作用是抑制单核－巨噬细胞系统吞噬并刺激骨髓产生血小板。常用的药物如下。

1. 长春新碱

1～2mg，静脉注射，7～10d 1 次，至少 4～5 次。

2. 环磷酰胺

50～100mg，每日口服，2～3 个月 1 个疗程。

(五)分娩期处理

1. 分娩方式选择

原则以阴道分娩为主，因为剖宫产时出血比经阴道分娩出血更多，危险性更大。但经阴道分娩有使血小板低的胎儿通过产道时因挤压造成颅内出血的可能，故应适当掌握剖宫产指征。

(1)剖宫产指征：有产科指征者；血小板小于 50×10^9/L，胎儿头皮血血小板小于 50×10/L；有脾切除史者。

(2)阴道分娩，尽量避免滞产及手术助产，防止产后血肿。

2. 分娩时处理

(1)手术及阴道分娩，均要在输入血小板及新鲜血的情况下进行。

(2)刮宫产术前，产程中可应用大量激素：氢化可的松 500mg 或地塞米松 20～40mg，静脉注入，或配合丙种球蛋白 400mg/kg，输新鲜血、血小板，联合应用，可以减少抗体生成，除去已形成的抗体，改变细胞的免疫机制，吸附剩余血小板抗体，增加血小板，减少出血。

(3)积极预防产后出血，血压不高可应用麦角新碱 0.2～0.4mg，静脉注入。认真检查软产道，及时准确缝合伤口，防止产道血肿。产后应用抗生素，防止感染。

(4)新生儿出生后观察血小板计数，新生儿血小板小于 50×10^9/L，或母体在产前长期应用激素治疗时，新生儿生后应给予泼尼松治疗，2.5mg，每日 2 次，1 周后逐渐减量。

(5)免疫性血小板减少性紫癜，新生儿可以母乳喂养，但母乳中含有抗血小板抗体，应视母亲情况和新生儿情况而定，也可以单纯人工喂养。

第四节 妊娠合并肺结核

妊娠合并肺结核近年来虽然在发达国家已较少，但在发展中的国家却并非罕见。在抗结核药物问世之前，结核病对孕妇及胎儿、婴儿均有不良影响。20世纪70年代以来，社会经济状况和医疗条件的改善以及对肺结核贯彻了防治结合、以防为主的方针，使妊娠合并肺结核的发病率明显降低，严重进展的肺结核已属少见。

一、肺结核对妊娠的影响

肺结核患者除非同时伴有生殖器结核，一般不影响受孕。肺结核孕妇由于发热、缺氧及营养不良，使流产及早产发生率增加，亦可引起胎儿宫内发育迟缓。若孕妇并发急性粟粒性肺结核，结核菌可经血行播散，形成胎盘结核。但病变多存在于蜕膜层，结核菌破坏绒毛，进入胎体，传染胎儿，引起宫内感染结核病者极为少见。一般认为，新生儿结核病多数是由于与母亲接触传染而来。患结核病的孕产妇在产前、产时及产后可将结核菌传染给胎婴儿，引起围产期感染。妊娠期结核分枝杆菌感染胎盘，引起绒毛膜羊膜炎，从胎盘到脐静脉经血源传给胎儿，或经吸入、摄入污染的羊水而感染胎儿。血源性传播可在胎儿的肝或肺形成1个或多个原发感染灶，而经羊水感染者则只在肺或肠内形成感染灶。先天性感染病例中，血源性和羊水传播的感染各占一半。产时感染为分娩时吸入或摄入感染的母体生殖道液体而感染。产后感染为新生儿经飞沫吸入结核分枝杆菌，或摄入污染的乳汁及皮肤黏膜损伤后感染。

二、妊娠对肺结核的影响

关于妊娠对肺结核有无影响，仍有不同看法。有些学者认为妊娠对肺结核有害，甚至静止性肺结核在妊娠影响下，可能复发或病情加重。理由：妊娠早期出现的恶心、呕吐、食欲不振等反应，影响孕妇的进食与营养；妊娠期全身脏器的负担加重，能量消耗增加；产时的体力消耗，产后腹压骤然减低和膈肌下降等，可使静止期肺结核变为活动型；哺育婴儿不仅损失营养，而且消耗体力。这些均可对肺结核孕妇产生不利的影响。

但另有一部分学者却认为，妊娠对肺结核有利。认为妊娠期新陈代谢增加，营养物质的吸收加快，随着宫体的增大，膈肌上升，有利于结核病灶的稳定和修复。我们认为以上两种意见，实际上是一个问题的两个方面，在当今的医疗条件下，只要注意克服不利因素，诊断及时，抗结核治疗适当，产科处理正确，一般来说，妊娠对肺结核无明显影响。但对于病灶广泛、病情严重、活动性肺结核患者，尤其是病灶较广泛的中、重度患者，如血行播散性肺结核、慢性纤维空洞型肺结核患者一旦怀孕，妊娠与分娩均能促使结核病情恶化，特别是重度而又未经抗结核治疗且又无产前检查的孕妇，妊娠和分娩将使病情加剧甚(或)死亡。

三、诊断

主要依靠病史、症状、体征，尤其是胸部X线检查以及痰液结核菌检查等，一般不难确诊。多数患者在孕前已明确肺结核的诊断及进行过治疗。在妊娠期检查时，遇有低热、盗汗、咳嗽、消瘦及肺尖部听到湿啰音等临床表现时，应想到肺结核的可能。通过胸部透视或X片检查可以明确诊断。

对可疑或确诊的肺结核患者，应作痰液涂片抗酸染色找结核菌，或收集24h痰浓缩检菌。必要时进行痰结核菌培养及药敏试验。

由于正常妊娠，尤其是妊娠晚期，血沉异常增高，有时可高达60mm/h，因此，孕期检查血沉，对结核病的诊断意义不大。

四、防治

(一)加强产前保健

做好卡介苗的接种工作。既往有肺结核史，或与结核患者有密切接触史，均应在妊娠前行胸部X线检查，以便早期发现及处理。肺结核患者应及时治疗，妊娠后应增加产前检查次数，以便在治疗期间及时了解病情变化和及时发现妊娠并发症，如此妊娠均可获良好结局。个别肺结核重度患者，一旦怀孕可发生不良后果。

(二)播散性或纤维空洞型肺结核

未经治疗者，应在孕6～8周内行人工流产术，经治疗病情稳定后1～2年后再妊娠。

(三)一般治疗

适当休息，供给高蛋白、多种维生素和富含矿物质的食物，及时治疗早孕反应和妊娠剧吐。

(四)药物治疗

活动性肺结核应尽早联合用药，但应注意药物对胎儿有毒性和致畸作用。妊娠期已不主张应用链霉素。Dnider等指出，在206例孕期应用链霉素治疗肺结核患者中，其婴儿有34例有听神经受累致使有听力减退或完全丧失，所以在孕期不可再使用链霉素治疗，孕期结核病的第一线药物为异烟肼(INH)、乙胺丁醇，如再加用维生素B_6则可防止INH对胎儿潜在的神经毒性，所以INH与乙胺丁醇在妊娠各期为首选药。第二线药物则以利福平、氨硫脲或卡那霉素为主。利福平在孕16周以后使用则更安全。用药的疗程为病情基本控制后，再继续应用1～1.5年。对于伴有高热、毒性症状明显的患者，可用对氨基水杨酸12g加于5%葡萄糖液500mL中，每日静脉滴注，持续1～2个月；待病情好转后，再选用联合抗结核药物治疗。

五、美国胸科协会(ATS)疾病控制中心建议方案

(一)预防性治疗

用Mantoux结核菌素皮肤试验，按美国胸科协会(ATS)疾病控制中心标准评估，结核菌素试验阳性而无临床症状阶段的预防性治疗，既可防止具有明显临床症状的活动性病例的出现，又可阻止细菌的传播。ATS疾病控制中心建议对结核菌素试验阳性、胸片阴性、具有发病高危因素的孕妇，应行预防性治疗，而对无高危因素者应在分娩后给予预防性治疗。治疗方案为异烟肼(INH)每日300mg和维生素B_6每日50mg同服，至产后3～6个月。已证实INH预防活动性结核病的有效率为60%～90%，甚至高达98%。

(二)活动性结核病的治疗

ATS疾病控制中心建议的方案：INH每日每千克体重5mg，利福平(RIF)每日每千克体重10mg，两种药物共同持续服用9个月。如果开始就出现INH耐药，则加用乙胺丁醇(ETH)每日每千克体重5～25mg，共用8周或直至培养证实细菌对INH、RIF敏感为止。怀疑对INH

或 RIF 耐药者，也可加用吡嗪酰胺(PZA)，每日每千克体重 15～30mg，使用持续时间同上。国际结核病防治组织建议，孕期使用 PZA。美国洛杉矶对孕妇结核病的治疗常规使用 PZA 已多年，未见任何不良后果发生。

确诊为宫内感染结核病和产后感染结核的患儿的治疗方案：最初 2 个月用 INH 10～15mg/(kg · d)，RIF 10～20mg/(kg · d)加用链霉素(SM)20～30mg/(kg · d)或 EIH 15～25mg/(kg · d)，然后根据病情严重程度 INH 和 RIF 继续用 4～10 个月。

(三)抗结核药物的不良反应及处理

1. INH

有报道预防性治疗时用 INH 后肝炎发生率为 20%，其中致死性的占 4.6%。来自美国的 1 份研究提示，孕产妇使用 INH 后暴发型肝炎发生率增加 2.5 倍，死亡率增加 4 倍。印度孕妇丙型肝炎发生率为 22%，其中 44%在妊娠中晚期发展为暴发性肝炎，事实提示孕期免疫状态改变和激素的变化可能是 INH 肝脏毒性增加的生理基础。因此，孕期或产后 3 个月内使用 INH 者应在用药前、用药过程中，每月检查转氨酶 1 次。有研究表明，12%孕妇转氨酶可轻度升高，如果升高 3 倍时应停药，至恢复正常后可重新用药。重新使用的最初 3 个月应每 2 周检查 1 次转氨酶。为减少 INH 的神经毒性作用可同时加用维生素 B_6。

2. RIF

尽管理论上 RIF 发挥的药理作用与抑制 DNA 依赖性 RNA 聚合酶有关，但临床证明孕期使用 RIF 是安全的。Valhzo 等研究了 446 例使用 RIF 的母亲分娩的胎儿，畸形发生率为 3%(以中枢神经系统多见)。另有研究表明，RIF 可诱导肝细胞 P-450 酶系，从而增加激素类避孕药的代谢，致避孕失败。

3. ETH

研究证实，孕期使用 ETH 是安全的。有文献报道 650 例孕妇使用 ETH 后胎儿无不良后果。

4. PZA

因目前有关孕期使用 PZA 的资料有限，其致畸性的证据不足，所以只有对 INH 及 RIF 耐药者才使用 PZA。

5. SM

大量临床研究证实，孕期使用 SM 可引起 17%的胎儿第 8 对颅神经损害，造成前庭损伤甚至失聪。SM 与其他氨基糖苷类抗生素在孕期任何时间使用均有毒性，因此，除危及生命的结核病例，且无其他药物替代时方可使用。Snider 总结了所有一线抗结核药物的资料发现，其均能通过胎盘，药物在胎儿体内水平可达母体的 10%～15%。所有药物均可在乳汁中出现，因此建议：①应于服药前哺乳，服药后第一次哺乳应改为人工喂养；②由于血清 INH 水平可达治疗量的 20%，为避免其毒性作用，应改为人工喂养。

(四)耐药问题

当前治疗的难点是迅速出现的耐药，尤为多重耐药性问题。现代观点认为，多重耐药是指对 INH 和 RIF 两种以上抗结核药物耐药。近年发现结核分枝杆菌的 RNA 聚合酶β亚基编码基因 rpoB、核糖体 30s 亚基肽的编码基因 rpsL 和 DNA 解旋酶 A 和 B 亚基编码基因 gyrA 和 gyrB 分别和结核分枝杆菌对 RIF 类、SM 类和喹诺酮类药物的耐药性有关。结核分枝杆菌的这些基因上出现的转换、颠换、缺失和插入突变导致其编码的酶或亚基与药物结合能力的下降而产生耐药。结核病治疗不当，或治疗管理不当是滋生多重耐药的关键。耐药病例死亡率高达 50%，与未经治疗的结核病患者死亡率相当。耐药结核病孕妇具有胸片病变广泛、严重及死亡率高的特点。既往已接受抗结核药物治疗而现又出现耐药者中，60%是耐药菌株的原发感染。另一研究表明，31%的分离结核分枝杆菌至少对 1 种药物耐药，13.1%对 3 种药物均耐药。多重耐药病例近年在迅速增加，对 RIF 耐药者从 1983 年的 6.9%增至 1989 年的 16%。耐药问题对产科医生来说是棘手的问题，因治疗耐药结核菌株制剂对母儿损伤较大，必须全面考虑利弊。

(五)产科处理

1. 孕期处理

凡是病情可以妊娠者，抗结核治疗和孕期保健必须同时进行。对严重患者应在结核病疗养院或家中对她们行孕期保健检查，特别注意精神安慰和鼓励，消除思想负担，有利防止高血压等妊娠并发症。对活动性肺结核或施行肺叶切除手术的患者，应在预产期前 1～2 周住院休息待产。

2. 分娩期的处理

产程开始更注意热能的供应和休息，防止由热能供应不足或精神紧张而引起的宫缩乏力。第二产程多需产钳或胎头吸引器助产，以免疲劳过度使病情加重。如需剖宫产者，均行硬膜外麻醉为妥。产后注意出血感染。

3. 产褥期的处理

对于活动性肺结核产妇，必须延长休息和继续抗结核治疗及增加营养，并积极防治产褥期感染。新生儿应与患母隔离，并及时接种卡介苗。如果产妇为播散性肺结核患者，应禁止哺乳及照顾婴儿，以减少母体的消耗和新生儿接触感染。其婴儿需用 INH(15～20)mg/(kg · d)，持续 1 年；如果结核菌素皮肤试验及胸片均阴性，则可用卡介苗；如皮肤试验阳性而胸片阴性，则需继用 INH 1 年；如皮肤试验及胸片均为阳性，则需另加其他抗结核药物。

必须注意的是如遇有产后原因不明的发热，不能以宫内感染解释，则应考虑是否有肺结核病灶的扩散，应进行胸部 X 线检查，明确诊断。

(六)手术治疗

一般认为，如肺部病变适合手术，孕妇并非禁忌。但应严格掌握手术指征，仅限于对病灶局限，反复咯血或肺结核瘤、空洞经保守治疗无效，考虑手术疗法对母儿有利者。

施行手术的时间，以在妊娠 16～28 周内进行为宜。术式应根据病变程度和范围而定，包括肺楔形切除、肺段切除、肺叶切除或一侧肺切除。国外亦有作者认为，妊娠期或妊娠前施行胸腔手术，不影响本次或以后的妊娠，其产程经过、分娩处理及婴儿预后，和未接受手术者无显著不同。

(七)关于终止妊娠和绝育问题

多数学者认为，肺结核并非终止妊娠之适应证。但有以下情况时，应终止妊娠：①严重肺结核伴有肺功能减低，估计不能耐受继续妊娠及分娩者；②早孕期并发妊娠剧吐，经保守治疗无效者；③活动性肺结核需要及时进行抗结核治疗，考虑药物对胎儿有不良影响者；

④已有子女的经产妇，应劝告终止妊娠和考虑施行绝育术。

(八)其他

妊娠合并肺结核患者，婴儿出生后，应立即与产妇隔离，并及时接种卡介苗，预防感染。

第五节　妊娠合并急性胆囊炎

妊娠合并急性胆囊炎是仅次于阑尾炎的外科疾病。可发生于妊娠各期，妊娠晚期和产褥期多见。急性胆囊炎与胆石阻塞及细菌感染有关。

一、病史

(一)现病史

1. 腹痛

一般为饱餐或过度疲劳后发生，突然发作。右上腹多见，少数也可见于上腹部正中或剑突下。因结石梗阻引起的典型疼痛为阵发性绞痛，系因胆囊剧烈收缩所致，常发生于夜间，疼痛可放射至右肩部、右肩胛下角或右腰部，少数患者可放射至左肩部。

2. 恶心、呕吐

70%～90%的患者可有恶心和呕吐，多系局部病变反射引起。若频繁发作，提示为结石所致。

3. 寒战、发热

80%左右的患者出现此症状，其程度与炎症范围及病情发展有关。若寒战剧烈，伴弛张型高热，提示有化脓性胆管炎，重者可伴有感染性休克、败血症等严重并发症。

4. 黄疸

约 25%的急性胆囊炎患者出现黄疸，血胆红素值升高，乃由结石、炎症、Oddi 括约肌痉挛引起。并发急性化脓性胆管炎时多有黄疸，于高热后出现。肝内梗阻型可无黄疸，但易发生胆管周围炎、肝脓肿、败血症等。

5. 休克

严重感染或治疗不及时可出现感染性休克、多脏器功能衰竭、昏迷甚至死亡。

(二)过去史

以往可有胆绞痛、胆囊炎和胆结石病史。

二、体格检查

右上腹胆囊区有明显压痛，右肋缘下可触及随呼吸运动的、有触痛的肿大胆囊，并发腹膜炎时可有腹肌紧张和反跳痛，部分患者墨菲征(Murphy 征)阳性，妊娠晚期由于增大的子宫掩盖，腹部体征可不明显。

三、辅助检查

(一)实验室检查

外周血白细胞计数升高伴核左移，如有化脓或胆囊坏死、穿孔时，白细胞可达 20×10^9/L；胆总管有梗阻时血清总胆红素和直接胆红素升高，尿胆红素阳性；血清丙氨酸氨基转移酶

(ALT)和天冬氨酸氨基转移酶(AST)轻度升高；碱性磷酸酶(ALP)轻度上升，但因 ALP 受雌激素影响，诊断时帮助不大；血或胆管穿刺液细菌培养阳性。

(二)特殊检查

1. 超声检查

B 超检查简便、无创，是妊娠期诊断急性胆囊炎的常用手段。超声下可见胆囊肿大、壁厚。多数急性胆囊炎并发胆石症，故可见胆石光团及声影、胆汁内沉淀物及胆囊收缩不良。胆总管梗阻时，可见胆总管扩张，直径大于 0.8cm。有时还可见到胆总管内的结石或蛔虫的回声。有学者报道，在 93%患者非空腹时扫描胆囊，约 95%发现胆石症。当然最理想仍以空腹 12h 检查为宜。

2. 造影

逆行胰胆管造影、经皮肝穿刺胆管造影术、胆管闪烁显像术等诊断率虽高，但存在射线的危害，在妊娠期应慎重使用。

四、诊断

(一)诊断要点

1. 临床表现

(1)病史：可有胆管结石或胆管蛔虫症的病史。

(2)症状：餐后突然发作的右上腹痛，阵发性加重，向右肩或右腰背放射，常伴恶心、呕吐，发热、畏寒。少数患者出现黄疸，甚至休克。

(3)体征：右上腹膨隆，腹式呼吸受限，右上腹胆囊区压痛，肌紧张，Murphy 征+。右肋缘下可触到随呼吸运动触痛的肿大胆囊。体温在 38～39℃。

(4)产科检查：无明显异常发现。

2. 辅助检查

(1)白细胞(10～15)$\times10^9$/L 伴核左移，如有化脓或胆囊坏死时，白细胞可达 20×10^9/L 以上。

(2)谷丙氨酸氨基转移酶(ALT)、天冬氨酸氨基转移酶(AST)、碱性磷酸酶(ALP)、血清胆红素均可升高。

(3)B 超检查可见胆囊肿大、壁厚，如合并胆囊结石，可发现胆石光团及声影，胆汁内沉淀物及胆囊收缩不良。

(二)鉴别诊断

妊娠合并急性胆囊炎应与妊娠期急性阑尾炎、妊娠期高血压病合并 HELLP 综合征、急性黄疸型病毒性肝炎、妊娠期急性脂肪肝、胃十二指肠溃疡穿孔、右肾绞痛等鉴别。

1. 急性阑尾炎

常有转移性右下腹痛及恶心、呕吐等消化道症状，体温可轻度升高(通常小于 38℃)，若有明显体温升高(大于 39℃)或脉率增快，提示有阑尾炎穿孔或合并腹膜炎，检查时右下腹麦氏点或稍高处有压痛、反跳痛和肌紧张，妊娠中晚期疼痛的位置可上升甚至达右肋下肝区。白细胞计数可以升高，但血清胆红素、总胆红素、尿胆红素阴性，ALT 和 AST 正常，B 超检查胆囊无炎症与结石表现。

2. 妊娠期高血压病合并 HELLP 综合征

妊娠期高血压病时，血管痉挛致肝细胞缺血、缺氧，使肝细胞肿胀而有不同程度的坏死，甚至大片梗死，门静脉周围有局限性出血及纤维素沉积，引起右上腹部疼痛，肝区压痛及反跳痛。严重者可出现肝被膜下血肿，甚至肝被膜破裂出血。由于肝被膜的过度伸展，肝韧带牵引及被膜破裂和出血的刺激，疼痛可加剧并伴右肩放射痛。根据妊娠期高血压病病史及表现，有内出血及急性失血征象，血清转氨酶升高，结合 B 超检查或穿刺，证实血肿或腹内出血，可以鉴别。

3. 急性黄疸型病毒性肝炎

胆绞痛患者有黄疸时须与此型肝炎鉴别。根据患者有肝炎接触史，右上腹痛较轻，B 超检查除外胆囊疾患，肝炎抗原及抗体检测阳性等可以鉴别。

4. 胃、十二指肠穿孔

发生于妊娠期者较少见。多有既往病史及发病诱因如饮食不当等。病发时，突然出现刀割或烧灼样的剧烈持续性或阵发性上腹痛，伴有休克。有严重的腹膜刺激症状，腹壁如板状。但受增大的子宫掩盖，可不明显。肠鸣音减弱或消失，叩诊肺肝界消失。立位 X 线检查见膈下游离气体可以确诊。

5. 急性脂肪肝

大多在妊娠晚期 32～38 周期间发病，一般为初产妇。起病急骤，大多突发恶心、呕吐、伴上腹痛等。发病 1 周左右出现黄疸，呈进行性加重，重症可有腹腔积液及高血压、蛋白尿、水肿等。常并发少尿、胃肠道出血及 DIC，也可出现意识障碍、昏迷等肝性脑病征象，大多在产后数日内死亡。轻症主要为腹痛、呕吐、黄疸，无少尿、腹腔积液等表现。辅助检查时白细胞增高，达(15～30)×10^9/L，血小板减少，可见肥大血小板、幼红细胞、嗜碱性点彩红细胞。血清胆红素增高，尿胆红素阴性。B 超显示弥散性回声增强，呈雪花状，强弱不均，远端回声衰减，特称亮肝。肝脏穿刺组织学检查可以确诊。

6. 右肾绞痛

输尿管结石较常见于孕妇，其所致疼痛位于腰肋部并向生殖器放射，继发感染后常有严重阵发性疼痛伴寒战、发热。发生在右侧者应与胆绞痛相鉴别。检查尿中有红细胞，B 超检查显示尿路结石，可明确诊断。

五、治疗

治疗以保守处理为主，适当控制饮食，缓解症状，给予抗生素预防感染，消除并发症，必要时手术治疗。

(一)一般治疗

主要为控制饮食。重症患者应禁食，轻症患者症状发作期应禁脂肪饮食，如在缓解期可给予高糖、高蛋白、低脂肪、低胆固醇饮食。适当补充液体，补充维生素，纠正水、电解质紊乱。

(二)药物治疗

1. 解痉止痛剂

可用阿托品 0.5～1mg 肌内注射或哌替啶(哌替啶)50～100mg 肌内注射。硝酸甘油、美沙酮、吲哚美辛等也有解痉镇痛作用，可适当选用。症状缓解期可适当服用利胆药如 50% 硫酸镁 10～15mL，3 次/d 口服，可使 Oddi 括约肌松弛，促进胆囊排空。

2. 抗感染治疗

应选用广谱抗生素。头孢菌素类在胆汁中的浓度较血液中高 4～12 倍，且对胎儿无不良影响，应作为首选，其中头孢哌酮钠(头孢哌酮)在胆汁中的浓度是血液浓度的 100 倍，是治疗胆管严重感染的有效抗生素。

(三)手术治疗

1. 手术指征

(1)经保守治疗无效，病情反复发作或有加重者。

(2)胆总管结石并发梗阻性黄疸者。

(3)出现严重并发症，如胆囊坏死、穿孔、腹膜炎时。

2. 手术时机

(1)妊娠早期手术易增加流产机会，同时治疗药物、麻醉药物可能影响发育中的胚胎，增加胎儿畸形率。应权衡利弊，在手术及胎儿之间进行慎重选择。

(2)孕中期是手术的最佳时期，子宫对手术野影响小，术后流产机会小。

(3)孕晚期增大的子宫影响手术，但若病情需要，胎儿已可存活，可在剖宫产后进行手术。

3. 手术方式

应根据病情选择腹腔镜或开腹手术，可做胆囊切除或胆总管切开引流。腹腔镜手术对胎儿干扰小、术后恢复快。

六、注意事项

(1)对于有典型症状和体征的患者，结合实验室检查结果及胆囊炎、胆绞痛病史，妊娠期急性胆囊炎的诊断并不困难。但对症状和体征不典型者，有时诊断颇为困难，尤其是腹痛与急性阑尾炎、急性脂肪肝、右侧肾绞痛较为相似，诊断时需结合病情与实验室结果进行综合判断。辅助检查中 B 超检查在胆管疾病诊断中有重要作用，但需注意的，有时受肠内气体干扰，检查阴性也不能完全排除胆管结石的存在。

(2)在诊断尚未明确而症状和体征较为严重时，应边治疗边诊断，以免病情加剧而出现感染性休克，危及母儿生命。

(3)在手术方式的选择上应注意，胆管化脓性病变严重并有坏死，胆囊积脓张力甚高、体弱或伴有其他严重疾病者，应先做胆囊造瘘或胆总管引流术，待病情好转后再行胆囊切除术。

(4)妊娠并发急性胆囊炎起病急骤，症状较为严重，如果诊断与治疗不及时可能会发生感染性休克、多脏器功能衰竭、昏迷甚至死亡等严重后果，故对于确诊或可疑病例，应向患者及其家属说明病情的严重性及可能引起的并发症。

第六节 妊娠合并急性胰腺炎

急性胰腺炎是由胰腺消化酶对胰腺自身消化所致的急性化学性炎症。妊娠合并急性胰腺炎的发生率文献报道不一，一般认为发病率为1/11000～1/100，与非孕期相同，或略低于非孕期。可发生于妊娠的任何时期，以妊娠末期和产褥期最为常见，妊娠早、中期相对较少，而产褥期发病易发生漏诊和误诊。20世纪90年代以来，国外文献报道因妊娠期急性胰腺炎导致的孕产妇和围产儿死亡已很少发生。

一、病史

(一)现病史

急性胰腺炎的临床表现与病因、病理类型、病程和治疗是否及时等有关。急性出血坏死型者呈暴发发病，远比水肿型严重，并发症多，病死率高。

1.腹痛

起病急骤，常于饱餐或饮酒后突然发作。轻者钝痛，重者持续性绞痛、钻痛或刀割样痛，阵发性加剧。常位于中、上腹部，胰头部炎症偏右，胰体和胰尾部炎症偏左。疼痛向左肩部或腰背部呈束带状放射。出血坏死型迅速发展为全腹痛。引起腹痛的原因主要为：①胰腺的急性水肿、炎症刺激其包膜上的末梢神经；②胰腺的炎症渗出和胰液外溢刺激引起腹膜炎；③胰腺炎症累及肠道而致肠胀气或肠麻痹；④与炎症伴随的急性胆囊炎、胆石症或胰管阻塞。

2.胃肠道症状

往往有恶心、呕吐、上腹部饱胀感等。炎症发展到一定程度时均有腹胀，有的上腹胀闷难受甚于腹痛。少数患者可发生消化道出血。

3.发热

多为中度发热。发病1～2d后出现，3～5d自行消退。如持续不退或超高热，应考虑继发感染。

4.黄疸

约25%的患者出现黄疸。由胰头水肿压迫胆总管或Oddi括约肌痉挛所致的黄疸常在起病后2～3d出现，几天内消退。由胆总管结石等所致者常持续而逐渐加深。起病后第2周出现者，一般由并发的脓肿或假性囊肿压迫胆总管所致。

5.休克

常见于急性出血坏死型。通常在起病后3～4d发生。患者四肢湿冷，脉搏细速，血压下降，少尿或无尿。发生休克的原因：①频繁呕吐，麻痹性肠梗阻使大量消化液积于肠腔。腹膜后渗液以及腹腔积液形成等致有效循环容量降至正常的50%～60%；②剧烈疼痛；③血管活性物质胰激肽使末梢血管舒张，血管床扩大和血管壁通透性增加以及心肌收缩力减弱；④并发糖尿病酮症酸中毒及败血症。

6.其他症状

如急性呼吸衰竭、急性肾功能衰竭、心力衰竭、肠麻痹和肠梗阻等。

(二)过去史

应了解以往是否有胆管疾患、甲状旁腺功能亢进、病毒性肝炎、高脂血症等病史，是否有酗酒史，是否服用过糖皮质激素、磺胺类及噻嗪类利尿药等。

二、体格检查

急性胰腺炎的腹部体征与其所致剧烈腹痛相比，相对较轻，是本病的特征之一。晚期妊娠时，受增大的子宫遮盖，可能表现不典型。常有中、上腹部压痛。并发弥漫性腹膜炎时，腹肌紧张，压痛遍及全腹，并常有腹胀、肠鸣音消失等肠麻痹表现。胰液刺激腹膜和膈肌可致腹腔积液、胸腔积液。出血坏死型者，可因血液或活性酶透过腹壁，进入皮下，在腰部两侧或脐部出现瘀斑。低血钙时可有手足搐搦。并发黄疸、休克、呼吸衰竭、心、肾功能损害及脑部病变者均有其相应的体征。

三、辅助检查

(一)实验室检查

(1)血常规：白细胞一般均升高，大于 18×10^9/L；血细胞比容大于 50%，提示病情严重。

(2)血清淀粉酶：大于 171.5μmol/(s · L)(500 苏氏单位)，大多大于 350μmol/(s · L)(1024 苏氏单位)或淀粉酶大于 4.25μmol/(s · L)(124Winslow 单位)；或淀粉酶和肌酐清除率之比大于 6%。

(3)脂肪酶：大于 0.03μmol/(s · L)(1.5 康氏单位)

(4)血钙：小于 1.87μmol/L(7.5mg/dl)，提示预后严重。

(5)正铁血红蛋白阳性、血氧分压下降、腹腔穿刺液淀粉酶阳性均提示病情严重。

(二)特殊检查

1. B 超

可显示胰腺体积增大，实质结构不均，界限模糊。出血、坏死时，可见粗大强回声及胰周围无声带区。

2. CT

加强 CT 显示胰腺增大，以尾部为主，有明显的密度减低区，小网膜区、肠系膜血管根部及左肾周围有不同程度的浸润。

3. X 线摄片、MRI、胰胆管或胰血管造影等

必要时也可协助诊断。

四、诊断

(1)病史：可有暴饮暴食、胆管疾病、甲状腺功能亢进、感染疾病、手术创伤史。

(2)症状：突发上腹剧痛，伴恶心、呕吐、发热。可有休克、黄疸、急性呼吸衰竭、急性肾功能衰竭、心功能不全、脑病、肠麻痹、肠梗阻等症状。

(3)体征：腹部体征相对较轻，常有中、上腹部压痛。并发弥漫性腹膜炎时，腹肌紧张，压痛遍及全腹，并常有腹胀、肠鸣音消失等肠麻痹表现。可有腹腔积液、胸腔积液。重症胰腺炎者，可在腹部两侧或脐部出现瘀斑。并发黄疸、休克、呼吸衰竭、心功能损害、肾功能损害及脑病者有其相应的体征。

(4)产科检查：无明显异常发现。

五、鉴别诊断

(一)急性胃肠炎

多在进不洁食物之后发生，除恶心、呕吐外，常有腹泻。上腹或脐周阵发性疼痛，但疼痛不如急性胰腺炎剧烈。肠鸣音亢进，无腹膜刺激征，血清淀粉酶正常。

(二)上消化道穿孔

多有溃疡病史，突发上腹部剧痛后很快波及全腹，腹膜刺激征明显，腹肌紧张呈板状，X线立位透视膈下有游离气体。腹腔穿刺液为黄色液体或混有食物残渣。血清淀粉酶无明显升高。

(三)急性肠梗阻

阵发性脐部腹痛，呕吐较重，呕吐物可有粪便样臭味。腹部可见肠型，肠鸣音亢进，有气过水声，腹膜刺激征多不明显，腹部X线检查可见肠腔内有气液平面。

(四)胆绞痛

多有胆管结石史，疼痛在右上腹部，可放射到右肩，多有反复发作。右上腹有深压痛，墨菲征阳性，多无腹肌紧张。血、尿淀粉酶不升高。结合B超及胆管造影检查，可以鉴别。合并急性胰腺炎时则出现后者的症状和体征。

六、治疗

妊娠期急性胰腺炎与非妊娠期治疗基本相同，主要为保守治疗。90%的急性胰腺炎治疗效果好，而出现急性坏死性胰腺炎、胰腺脓肿、化脓性腹膜炎时，可危及产妇生命，应及时手术治疗。所有的患者均应给予病情监护，观察生命体征，测定各项生化指标，防止心、肺、肾等并发症的出现。

(一)一般治疗

1. 禁食、胃肠减压

可减少胰酶的分泌，防止胃肠的过度胀气，至腹痛减轻后可进少量流质饮食。

2. 营养支持

因患者消耗大，病程长，一开始即应给予有力支持。一周内采用胃肠外静脉营养(TPN)，包括脂肪乳液、复方氨基酸、清蛋白、维生素等，以满足母体和胎儿对营养的要求。以后视病情予以补充。

(二)药物治疗

1. 解痉、镇痛

解痉常用阿托品0.5mg，肌内注射，3～4次/d。也可给予丙胺太林15mg，3～4次/d。可解除胰管痉挛，使胃液、胰液分泌减少，可预防Oddi括约肌收缩。疼痛剧烈时，给予哌替啶(哌替啶)50～100mg肌内注射，2～6h 1次，或给予吗啡10mg肌内注射。

2. 阻止胰腺分泌，抑制胰酶活性

西咪替丁抑制胃液分泌，20mg口服或静脉滴注；奥曲肽(善得定)0.1～0.5mg皮下注射，4次/d，因其对胎儿影响尚未有长期随访经验，应用时需慎重；胞磷胆碱500mg静脉滴注，1～2次/d，连用1～2周。胰肽酶可抑制胰蛋白酶，阻止胰腺中其他蛋白酶原自身的激活；福埃针FOY、FUT－175等可抑制蛋白酶、舒缓素、纤维蛋白酶的活性及抑制胰激肽类的生成，可选择应用。

3. 抗生素的应用

宜选用对胎儿没有影响的广谱抗生素，如头孢菌素类。青霉素因不能透过血胰屏障，治疗效果受到影响。

(三)其他治疗

1. 抗休克

给予补液 3 000～4 000mL/d，其中 1/3 应为胶体液。以纠正水、电解质紊乱，维持血容量，提高胶体渗透压。

2. 血浆置换

重症患者可能发生休克，国外报道可通过进行血浆置换，治疗妊娠期高血脂性胰腺炎，血浆三酰甘油水平可降低 70%～80%，血浆黏度降低 50%。

3. 严重病例

可应用糖皮质激素，及时处理酸中毒和低钠、低钙、低镁血症。

(四)手术治疗

1. 指征

(1)经积极保守治疗 48h 以上，症状、体征不见好转。

(2)不能确定诊断，特别是疑有腹内脏器穿孔、内出血或严重腹膜炎者。

(3)并发胰胆管梗阻。

(4)并发急性坏死性胰腺炎、胰腺脓肿、化脓性腹膜炎须引流或切除者。

2. 手术方法

包括对胰腺本身的手术和对与胰腺炎相关的手术。

(1)切开包膜并做腹腔灌洗引流。

(2)胰腺坏死组织清除术。

(3)规则胰腺切除或加胰头部坏死组织清除。

(4)胃、空肠、胆管造瘘。

(5)小网膜囊内脓肿、膈下脓肿引流，胆管梗阻解除术等。

3. 术后处理

手术后应使胰腺处于完全“休息”状态，以助病情好转，禁食 7～14d，经空肠管饲营养，直至能经口进食；应用抑酶、制酸药物，并继续抗感染；持续腹腔灌洗，保持引流通畅；观察子宫收缩、胎心等产科情况，应用宫缩抑制剂预防早产。

(五)产科处理

妊娠期重症急性胰腺炎治疗中是否需要终止妊娠，目前尚无定论。妊娠并发急性胰腺炎约 70%发生在妊娠晚期，而早产的发生率可达 60%，因此应积极进行保胎治疗。如孕妇已临产，可自然分娩；如胎死宫内，应及时给予引产。如已足月或估计胎儿娩出后可以存活，有胎儿窘迫情况时，应行剖宫产术，可使胎儿及时获得救治。剖宫产后子宫收缩，有利于外科探查及处理。

七、注意事项

(1)急性胰腺炎时，肾脏对血清淀粉酶清除率升高，对肌酐清除率无改变，测定淀粉酶内生肌酐清除率比值可提高诊断特异性。

(2)急性胰腺炎体征与症状相比较轻，尤其是妊娠晚期，由于子宫增大，腹部膨隆，胰腺位置相对较深，体征更不典型。在临床诊断时须结合病史、症状、辅助检查综合判断，切莫只根据体征即做出草率诊断。

(3)休克是造成预后不良的重要因素，一开始即应给予有效的治疗。

(4)妊娠合并急性胰腺炎多起病急骤，症状较为严重，如果诊断与治疗不及时，迅速发展为急性出血坏死型胰腺炎，导致休克、多脏器功能衰竭、孕产妇和围产儿死亡等严重后果，故对于确诊或可疑病例，应向患者及其家属说明病情的严重性及可能引起的并发症，使他们了解到该病足够的信息，以免带来不必要的医疗纠纷。

参 考 文 献

[1]卞度宏. 妇产科症状鉴别诊断[M]. 上海：上海科学技术出版社，2010.
[2]陈杰. 妇产科诊疗要点[M]. 武汉：武汉出版社，2009.
[3]李莉，郝晓燕. 实用妇产科工作手册[M]. 太原：山西科学技术出版社，2009.
[4]谌小卫. 临床妇产科诊断与治疗[M]. 广州：中山大学出版社，2008.
[5]沈宗姬，胡建铭. 妇产科门急诊手册[M]. 南京：江苏科学技术出版社，2010.
[6]崔满华，郑桂英. 妇产科急症应对措施[M]. 北京：人民军医出版社，2010.
[7]丁小秋. 妇产科及生殖医学疾病治疗和护理[M]. 长春：吉林大学出版社，2009.
[8]金志春. 实用不孕不育诊断与治疗技术[M]. 武汉：湖北科学技术出版社，2009.
[9]冯玲，陈晓燕. 妇产科学[M]. 武汉：湖北科学技术出版社，2008.
[10]耿垚. 妇产科疾病诊断与治疗[M]. 上海：第二军医大学出版社，2009.
[11]荀文丽. 妇产科手册[M]. 北京：科学出版社，2008.
[12]郭东晓，张淑一. 妇产科出血性疾病的中西医诊断与治疗[M]. 兰州：兰州大学出版社，2009.
[13]孟宪华，刘红，马琳. 妇产科疾病诊治新进展[M]. 昆明：云南科技出版社，2009.
[14]胡丽娜，许良智. 妇产科学[M]. 北京：高等教育出版社，2008.
[15]贾书荣，王泽菊，温晓辉. 妇产科疾病诊疗思维[M]. 上海：第二军医大学出版社，2010.
[16]李长忠. 妇产科急危重症[M]. 北京：中国医药科技出版社，2007.
[17]廖秦平，郑建华. 妇产科学[M]. 北京：北京大学医学出版社，2010.
[18]刘新民. 实用内分泌疾病诊疗手册[M]. 2 版。北京：人民军医出版社，2008.
[19]刘雪梅，申淑玲，刘文凤，等. 妇产科疾病中西医诊断与治疗[M]. 昆明：云南科技出版社，2009.
[20]罗颂平，邓高丕，陶莉莉，等. 中西医妇产科治疗学[M]. 北京：人民军医出版社，2008.
[21]庞义存，王健，郑军廷. 妇产科规范化诊疗[M]. 武汉：华中科技大学出版社，2009.
[22]申素芳，靳双玲. 妇产科学[M]. 北京：人民军医出版社，2009.
[23]宋磊. 妇产科病案分析[M]. 北京：科学出版社，2009.
[24]孙迎春，王晓娟，李秀兰. 妇产科学习指南[M]. 上海：第二军医大学出版社，2009.